うつを生きる

精神科医と患者の対話

内田 舞　浜田宏一

文春新書

1463

はじめに　精神科医と患者の対話

内田舞

私は現在ハーバード大学医学部アソシエイトプロフェッサー、またマサチューセッツ総合病院の小児うつ病センター長という立場で、小児精神科医として精神疾患をもつ子どもたちを診察しています。それと同時に、子どもの精神科症状を解明したいとの思いから、人間の感情や判断に関わる脳機能を解明する脳神経科学研究にも携わっています。

精神疾患と聞いて、皆さんは何を思い浮かべられるでしょうか。メンタルヘルスの大切さが広く語られるようになり、うつ病をはじめ社会の理解が進んだといっても、まだまだその人の性格や判断に起因するような偏見に満ちた語られ方をすることが少なくありません。

まして小児精神科の疾患は、つい最近まで子どもの自閉症は冷たい母親の態度のせいだなどと言われていたくらいです。「子どものうつ病や不安障害なんて存在しない」と言う人もいれば、「すべて家族に原因があるのではないか」と家族に向けられた偏見もあります。こういった偏見が原因となって、苦しむ子どもたちが必要な診断や治療にたどり着かないこともあります。だからこそ私は科学の知見を用いて、ご家族や本人の負担を下げることを目指しています。

本書は、小児精神科医である私が、長年うつとともに生きてこられた経済学者の浜田宏一さんと語り合った一冊です。88歳になられる浜田さんは、その活躍の陰で、ひそかにうつと闘ってこられました。直接の主治医ではない、しかし精神科医である私が聞き手になり、どのようにうつを生きてこられたのか、そのライフストーリーを伺いながら、うつ病について、メンタルヘルスについて読者の皆さんと理解を深めていけたらと思っています。

……とこのように述べた後での告白になりますが、実は私自身、当初は精神科への偏見を持っていたのです。どこか精神科への暗く怖い印象もぬぐえず、今となっては申し訳ない気持ちでいっぱいなのですが、子どものころは母が精神科医であることを恥ずかしいと思っていたこともありました。あるいは医学生だった当時、周囲から精神科を選ぶなんて、内科や外科で能力を存分に活かしたらと引き止められることも度々でした。医学界においても精神科に対してはスティグマが存在するのです。

転機となったのは医学部1年生の頃、初めて統合失調症の方と対面した時のことです。彼は人から銃で狙われていると信じて、診察室では恐怖で人の目を見ることも言葉を発することもできず、うつむき、汗をかきながら震えていたのでした。その姿を見て、これは気の持ちようとかではない脳の病気だと理解しました。しかし、ひとたびドーパミン遮断薬の服用を始めると、自分の妄想を疑い始めた彼は次第に医師や看護師の目を見て話せるようになり、最終的には他の患者さんとジョークをかわせるほどになったのです。治療によってこんなにドラマティックに変わることができるとはと驚きました。

人間の考えや行動を司る脳にかねてから興味を持っていた私は、脳のすごさに驚くと同時に、そのメカニズムをもっと知りたい、解明したいと強く思ったのです。また、患者さんの人生を間接的にともに歩み、その心のしがらみを解く一助となれるかもしれないということに感動も覚えました。感情や行動について生物学的なアプローチと心理学的なアプローチの合わさるところに精神科の医師になることの魅力があると気づかされたのです。

さらに、子どもの精神科に関わる中で子どもの精神疾患の難しさを、一方で治療が可能であること、治療できた場合の子どもたちの人生へのインパクトも多大であることを実感するにつれ、私の中で小児精神科医になる決意は揺らがないものになりました。その後、医師になって20年経とうとしていますが、今ではこの仕事は天職だったと確信しています。

まだまだ働くお母さんが珍しかった時代、私は母が医師になる姿、研修医として駆け回る姿を幼少時から見ることができました。そして、そんな母を心から愛し、その成功と幸せを望む分子生物学者の父がイェール大学に研究留学したことで、我が家は私が4歳のときにアメリカのコネチカット州ニューヘイブンに引っ越しました。家族として新しい文化の中で新しい経験を重ね、その環境のなかで娘の私は計り知れないギフトを得ました。そんな時期に母が出会ったのが経済学者の浜田宏一さんでした。

　日本人の精神科医が来たと聞きつけたイェール大学経済学部の方から浜田さんの話を聞いてもらえないかと相談され、浜田さんと母は交流を持つようになりました。その後我が家が日本に帰国してからも、相談を受けながらの母と浜田さんとの交友関係は続き、私が医学部卒業後に研修医として渡米してからは、両親が私のもとを訪れるときにも浜田さんと会食し、社会や人生や芸術について3人が楽しく語らう様子を嬉しく見ていました。私がイェールとハーバードでの精神科研修を終える頃には浜田さんは「アベノミクスのブレイン」としてもご活躍されていました。

　また、両親を通じて浜田さんの精神科の症状や治療について、息子さんが同じくうつ病を患い、自死で亡くなられた経緯に接することにもなりました。その経験をいつか公に語りたいと話されるのも耳にしました。そんな浜田さんと母の信頼関係によってこの本は生まれ、メンタルヘルスへの理解を広げたい、精神症状に苦しむ多くの方が必要な助けを求めるハードルを下げたい、との思いを共にする私がバトンを受け取らせていただきました。

この本の出版にあたり、浜田さんの強い希望で、私は30年来浜田さんの主治医をされているマイケル・ボルマー先生と話す機会を持ちました。ボルマー先生は実は私の研修医時代の指導医の一人でもあります。彼は浜田さんについてこんなふうに述べていました。

「うつを公にすることにはリスクがある。特に強い偏見のある日本ではそうだ。自分の評判はどうなるのか？　家族や友人からの目は変わってしまうのか？　しかし、浜田さんは10年以上前から、リスクをとっても闘病を語る本を作りたいと強く願っていた。それだけに、この本は社会への大きな貢献となるだけでなく、浜田さんにとっても意義深い。自身の過去やトラウマ、うつであった事実に正面から向き合い、その経験を言葉にすることには、さまざまな思いを昇華させる目的がある。そうやって88歳の今も成長し続けられるのは素晴らしく、まさにエリクソンの言う発達段階の尊厳と叡智の達成と言えるのではないか」

「アイデンティティ」の概念の提唱者として知られる心理学者のエリク・エリクソンは、乳児期から老年期まで人生には各発達段階で達成すべき心理社会的課題があり、老年期の課題は「アイデンティティの統括&尊厳vs絶望（integrity vs despair）」だと提唱しました。

人生を振り返って自分が誰であるかを統括すること、そして次世代への貢献を実感する中で自分の人生に尊厳を抱くこと。老年期においてはそれこそが生きる目的になり、実際にそれを達成した場合に得られるのは「叡智（wisdom）」だとエリクソンは提唱しています。今回、私は、浜田さんとの最初の出会いから数十年の時を経て、その個人的で大切なストーリーを受け止め、伴走させていただけることをとてもありがたく思っています。

私たち二人の対話のなかでは、浜田さんが経済学者として大きな業績を達成されながら、その成功もまた病の引き金の一つとなったかもしれないこと、アカデミアの世界から政策アドバイザーに軸を移され、ハイプレッシャーだと予想された安倍政権下での仕事が実は助けになっていたことなど驚きのストーリーが語られるでしょう。また、精神科の入院病棟での他の患者さんや医師、看護師たちとの交わりは生き生きとドラマに満ちていて、読者の方々の精神科へのイメージをいい意味で裏切ってくれるかもしれません。もちろん一番大切なお話は浜田さんご自身の闘病の実体験、そして息子さんへの思いと愛です。

本書のタイトルは「うつを生きる」ですが、本書を通じて人生を生きるとはどういうことなのか、という普遍的な問いをみなさんと深めていけたら幸いです。

うつを生きる——精神科医と患者の対話◎目次

本書は語り下ろしです。

第1章　心の病を語る

アメリカと日本の狭間で

なぜ心の病を語るのか

内田　お久しぶりです。浜田さんとは、私と同じく精神科医である私の母を通して知り合いました。私がまだ幼少時、イェール大学のあるアメリカ東部のニューヘイブンに家族で住んでいた頃からのご縁で、また研修医としてイェール大学で過ごした時期にも何度かお会いする機会がありました。

　当時、浜田さんはイェール大学経済学部の教授で、ゲーム理論を国際金融の具体的な政策問題に適用して、イェール大に招かれて教えられていました。その後、安倍政権下で内閣官房参与として日本の経済政策に関わられることになりました。アベノミクスの推進者でいらっしゃることはみなさんご存じの通りで。

浜田　舞さんのお母さまの千代子ドクターとは友人でもありながら、同時に千代子先生に精神科医としてアドバイスを仰ぎ、様々な面で助けてもらいました。イェール大学病院の入院生活を終えた後もうつが続き、どうしても母国語の日本語でないと本心が語れないと感じていた1987年頃に、ちょうど舞さんとご両親がニューヘイブンに越してきて、経済学部の研究員に日本人の精神科医である千代子先生を紹介してもらいました。

千代子先生は当時はイェール大学の客員研究員として臨床を勉強されていたので公式な診察を受けることはできなかったのですが、たくさんの相談に乗ってもらったのです。その後もアメリカに主治医がいるものの、少し長めに日本に帰国する機会があったときには、日本の精神科の主治医として診ていただいた。「うつは患者のエネルギーが回復する治りかけが最も自殺のリスクが高く、危ないから油断してはならない」ということを適切な時に言ってくださったりして、本当にお世話になりました。知人にも「私のうつを治してくれた人の一人」と紹介しています。出会った頃の舞さんはまだ小さいかわいいお子さんでした。

内田　浜田さんは社会的には成功されていると映るキャリアのその裏側で、躁うつ病で長らく大変な時期を過ごされてきたんですよね。これまであまりオープンにされてこなかったと思うのですが、今回、お話しになろうと決意されたのはどうしてでしょう。

浜田　拙著『エール大学の書斎から』（NTT出版）のなかに、そして友人の西部邁さんの追悼文のなかに少しだけ書きましたが、誰かのためになればと、いずれきちんと体験を語りたいと思ってきました。実は息子もうつ病で亡くしていましてね。ただ、私ひとりの闘病記というのは出版社に話をしてみてもなかなか出版はむずかしいらしい。

舞さんは私と同じくアメリカに来られて、こちらでの暮らしも長いです。いまはハーバード大学の付属病院で小児うつ病センター長をされていて、臨床医でありながら、脳神経科学を通して感情を理解する研究もされている「心の病」のプロフェッショナルです。日本で教育を受け、その後アメリカに学び、暮らし、日本とアメリカの文化の両方を知っているという意味で私とも境遇が似ているところがあります。

そして昨年出版された『ソーシャルジャスティス　小児精神科医、社会を診る』（文春新書）は、そんな舞さんのアメリカの生活に根差した視点で評判になったように、日本でも積極的に発信されている。精神科医と患者の、しかし主治医と患者という関係ではない、背景に共通点のある二人の対話ならうまく伝わるところもあるのではないかなと。

さらに、これは追々お話ししてみたいのですが、私は経済学と精神医学、より正確には経済政策と医療にはどこか似たところがあるとも思うわけです。

内田　それは面白い視点ですね。どういうところでしょう?

浜田　英語で「うつ状態」は「ディプレッション（depression）」ですが、経済学では同じ言葉の「ディプレッション（depression）」は「不況」を意味しますから。英語でうつ状態が続く「大《だい》うつ病」は「メジャー・ディプレッション（major depression）」ですが、

「グレート・ディプレッション（great depression）」と言えば「大恐慌」のことですね。わたくしは初診の医者にそう言う元気がありました。

言葉遊びのように聞こえるかもしれませんが（笑）、科学的でありながら、ひとつに解決策が定まらなかったり、患者さんや経済の変化を見ながら修正を重ねるところだったり、技法が科学というよりアートに近いと感じられるところなんかが共通していると思います。それはまた後々お話しすることにしますが、舞さんを聞き手にお迎えしたら、直接の主治医ではないからこそお話しできることもありそうです。学問や日米文化の比較や社会のことまで、多岐にわたるお話ができるのではないかと。それから、心の病は遺伝も大きいでしょうが、時代や社会など環境とも無縁ではないので、そのあたりも伺いたい。

内田　ありがとうございます。浜田さんのように経済学の研究実績もあって、日本の経済政策にも携わられた方が、ご自身の躁うつの闘病について、また、そこからの回復を語ってくださるのは本当に貴重だと思いますし、今回の対話の機会に感謝しています。

アメリカでは日常生活のなかでセラピーを受ける人も多いですし、メンタルヘルスで苦しんだ経験や精神科の受診について友達同士で語り合うのもごくごく普通のことになってきました。もちろん今でも偏見がまったくないわけではないにせよ、浜田さんがアメリカで精神科に最初にかかられた１９８０年代半ば頃はおそらく今のようにオープンに語られることはなかったでしょうし、日本においてはなおそうだったのではないでしょうか。

　私は小児精神科医で、日ごろは子どもたちのメンタルヘルスの問題を扱っていますが、日本では小児精神科の確立が発達途上であることからも、まだまだ心の不調で医療にかかるのはハードルが高く、正しい知識も十分に伝わっていないのではないかと感じています。

　浜田さんがどのように躁うつ病とともに生きてこられたのか、アメリカでどのような治療を受けて何がきっかけで回復に向かわれたのか、そして息子さんをご自分も苦しまれたうつで亡くされるというつらい経験からどう立ち直られたのか。息子さんを亡くされるという体験、また、ご自身の闘病について浜田さんがつづられた手記を私は今回読ませていただきましたが、その手記の内容も交えてお話を伺いながら、心の不調とともに生きることのヒントも探っていけたらと思います。

浜田　手記というのは、いまの私の妻であるキャロリン（一応旧妻を家内、再婚したキャロリンを妻と呼ばせてもらいます）が私の口述をもとにして２０００年頃にまとめてくれたものですね。前半の２章は息子の広太郎のこと、後半の２章は入院中のことを含め自分の闘病について語ったものです。自分のこととはいえ今では忘れかけていることもあり、本書が生まれたのはこの手記があったからとも言えます。私のうつ症状の対処に苦労しながらも、こうやって記録に残してくれたことを、妻のキャロリンに感謝します。

ところで、舞さんもご存じの私の主治医のボルマー先生に、今回の舞さんとの対話で当時のことを思い出して「またうつの症状が再発しないだろうか」と相談をしたら、「心配はしないでよい」と言われました。舞さんにはそれどころか、「むしろ改善につながるかもしれない」と背中を押していただきました。

内田　もしかしたら途中でつらかった時期のことを思い出されて感情的になったり悲しくなったりされることもあるかもしれませんが、そのときはもちろん私もサポートしますし、休憩しながらお話しできればと思います。そして、今は以前と比べてもうだいぶうつの状態も安定されていて、ボルマー先生も近くにいらっしゃるからきっと大丈夫だと思います。

さらに、闘病を回顧する機会というのはとても大事なものだと思います。当時は気づかなかった気分の悪化のきっかけや回復に役立ったことが具体的に思い起こされたりすることもあるでしょう。また、自分自身がどのようなことに価値を感じて生きてきたのかがはっきりすることもあります。そうした振り返りの過程を経ることで、今まで肩に背負ってきたトラウマや後悔、あるいは気づかずに自分自身に向けていた偏見などから解放されることもあります。この対話がそんなきっかけになれば嬉しく思います。

浜田　私も88歳になりますが、人から見れば学者としても政策アドバイザーとしても、大変恵まれた人生に思われるかもしれませんね。他人に対してヒントになるかどうかわかりませんが、この本が少しでも人々のうつのつらさを和らげ、あるいは人生に思い悩んでみずから命を絶つ人を減らすことにつながれば嬉しいです。

内田　きっと多くの人を勇気づけてくれる本になることと思います。無理せずゆっくりまいりましょう。

成長期とメランコリー

内田　さっそくですが、浜田さんが精神的な不調を最初に感じられたきっかけを教えていただけますか。はっきりこうとは言えない何となく憂うつな気持ちがまずはあったということかもしれないのですが。

浜田　最初に憂うつを感じたのは東大の文科一類（教養学部で当時法学部、経済学部進学コース）に入学（1954年）したあとかもしれません。周りには当然のことながらたくさんの秀才がいました。ものすごく記憶力がいい人もいるし、中には記憶力がいいだけじゃなくて、例えばマルクスでもマックス・ヴェーバーでも社会理論を非常によく理解している人がいる。そういうなかで、自分の社会観なんて子どもっぽいのだと気づかされたりしたのです。

人間はひとりで文学や芸術や科学を楽しむような個人的な精神活動だけではなく、いろんな人間関係の中にいて、そこで競争したり協力したりしているのだということがそれまでわかっていなかった。１９５６年に進学した法学部の教育は大教室の一方通行だし、面白くない講義もありました。記憶力の競争みたいなところもありましたが、民法の技術的解説とともに社会科学の基本や学問における類推の重要性をしっかり教えてくださる法社会学の川島武宜教授のように、すばらしい先生もいました。

その頃、法学部での3年次の勉強が大変だから通学時間を節約しようと、鎌倉の自宅から離れて東京に一人で下宿したこともあってか、ホームシックもあったのでしょうか。ちょっとノイローゼ気味になったんですね。

内田　どんな症状だったんですか。

浜田　それまで、体育では駒場で特殊クラスに入れられたように極端な劣等生だったんですが、勉強で苦労したことのなかったのが、周囲の秀才たちと比べて競争の現実に直面した時の悩みだったとも思えます。それまでは何でも理解できて伸び伸びとした勉強をしていたのが、その余裕がなくなった。

公務員や大企業を目指す友人たちとは違い、学者になりたいと思っていたのですが、法律学は自分に向いてないと考えるようになった。得意な数学が役に立つ経済学の新しい分野「近代経済学」を専門にしようとして、経済学部に学士入学しようと考えたことで、うつの気分は基本的に改善しました。

気分を晴らそうとして東大の小石川植物園を歩いていた時にふと生まれたメロディーで東大の応援歌募集に応募したら、幸い入選して、神宮球場でも歌われることがありました。入選のニュースも気分のプラスになったかもしれません。ちなみに、六大学野球の今期の春のリーグ戦から、やはり当時学生だった藤沢陽（ペンネーム峯陽、『オバケなんてないさ』の作曲家）の作詞、私作曲の『美しく夜は明けて』が再び東大の応援歌として神宮球場で、なんとバンドリーダー付きで鳴り響くという朗報が届き驚きました。

話を戻しますと、実家に半年ぶりに帰ったら気分の晴れないのは次第に治っていったのですが、今思えば軽くうつ状態だったのかもしれません。それまでだったらすらすらと勉強していたのが、競争相手に極めて優れた人が現れて、戸惑ってしまったのかもしれません。「自分はノイローゼだ」と言っていたのは覚えています。

内田　もしかしたら俗に言う「五月病」のようなものだったのかもしれませんね。新しい環境に飛び込んだ衝撃、優秀な人に囲まれて、自分はこの中でやっていけるのだろうかと悩む不安は多くの新入生が感じるものです。しかし、浜田さんにとってはそれがより一層重いものだったのでしょうね。そして、振り返ってみると、それがうつ症状の発端だったのかもしれませんね。

それまで例えば子ども時代を振り返ってみて、あるいは中学生、高校生のとき、特に精神的につらくなることや悩むこと、何か不調を感じられることはあったんでしょうか。

浜田　子どもの時は病気がちだったから、どちらかといえば親があまり無理に学校に行かせないほうだった。ただ父親の転勤のつど新しい友人になじむのに時間がかかることはありました。

父は、札幌師範（現北海道教育大学の前身）を出て東京文理大で教育を受けた英語教師で、母は津田塾大学を出たあと根室で英語教師をしていたんです。父は稚内生まれで、根室の女学校で教えていた母と札幌で紹介されたのが出会いのようです。私から見ると北海道の北と東の果て同士のような組み合わせですけれども。

内田　私の父も北海道出身で私も北海道大学出身ですので、なじみがある地名の並びです。浜田さんのおじいさま、おばあさまが北海道に移住された時期というのは、明治維新後に日本のメインストリームから離れた自分の理想を実現したいという人が北上し、「大志を抱け」というモットーで北海道大学の前身である札幌農学校が創設されたり、キリスト教の影響を受けた開拓使のコミュニティが生まれたりと、多くの新しい考えを持つ人が集まった時期だったんですよね。

これは先住民であったアイヌ民族の社会への侵略の歴史でもあるので、その点については明確に語らなければなりませんが、冒険心と先鋭的な考え方という点では浜田さんが受け継がれたものがあったのかもしれないと想像します。私はどの宗教にも属していないのですが、先生はクリスチャンなんですよね。

浜田　プロテスタントの洗礼を受けているという点、また今の妻キャロリンとカトリックの教会に行くこともある点ではそうですが、一時の父に似て理神論的になるので完全な信者とはいえないかもしれません。学者として理解することと違ったことが聖書には書いてありますから、なかなか素直に頷けないところもありました。

僕の父方の祖父はメソジストのクリスチャンで、日本基督教団札幌教会の熱心な会員でした。祖母のほうは盛岡南部藩の武家の出身で——父は「賢い娘」と言っていました——、明治維新で南部藩が賊軍になったので北海道に流れることになったと伝え聞いています。親父は、晩年鎌倉のメソジスト教会に欠かさず通うようになりましたが、子どもを信者に育てませんでした。熱心な信者であった祖父との間にはある程度、精神的な緊張があったようにも見えました。

まあ、両親が英語教師だったというのは当時、世界に向けて比較的開けていたのだろうと思います。男女差別もあまりなかった。父のほうは英語から、哲学をバックグラウンドに教育学を専攻しようとしていたし、母は父に比べたら学問的教養では劣っていても、直観に優れ、思いやりの心と人生のためには何がいちばん大切かをいつもまじめに考えていた。こう話すと、家族自慢のように聞こえますが（笑）。

内田　もちろん大丈夫です、どんどんご家族の誇りをシェアしてください。しかし、1930年代頃のお話ということに驚かされますよね。当時、お母さまのように仕事をされていた女性は多くなかったのではないかと思います。

浜田　そうかもしれないですね。それで父のほうが少し神経質で、僕とか僕の子どもにうつの遺伝があったとすれば父のほうだと思っていたんですね。しかしその後、親戚のほかの系統にも問題がないわけではなく、誰の遺伝などと断定はできないことが分かりました。

知的能力は親から授かったし、教育にも恵まれました。微積分も文系の父から習いました。病気になったら夏目漱石の『吾輩は猫である』や『坊っちゃん』を枕元で親父が読んでくれたことも思い出します。子供なりに人生の「あわれ」に少し類することを感ずるようなときには、父が、この世に生まれて健康であるのは大変ラッキーなことだと諭してくれました。

学士入学で経済学部へ

浜田　法学部を卒業した後、学者になるには向いていると思われる経済学部に学士入学で入り直しました。学費を考えると学士入学というのは親孝行にはなりませんが、複数の学問領域を知っていることは、その後自分独自の研究テーマを探すのに役立ちました。舞さんのお母さまの千代子先生も、東大の農学部から教育学部への学士入学、そしてそこから東京医科歯科大学医学部への入学の経歴があると伺っていますが、やはり幅広い学びの心を持っている方だと思います。

１９５８年に経済学部生となってからは、数学に助けられたところもあり、学問がとても素直にわかるようになりました。経済学部には、先生と小さなグループで議論するゼミの制度があり、法学部での大教室講義の味気無さが解消しました。

帰国してからは、東大の院生を経て助手（１９６５―68）になりました。アメリカで就職すれば日本の10倍に近い給与がもらえたらしいのですが、フルブライト留学生は帰国して祖国のために働けという規定に従ったわけです。東大経済学部の学問レベルも高かったですし、若い人を指導したい気持ちがありました。ところが、１９６８年ころから東大は学園紛争の嵐に巻き込まれてしまいました。私も安田講堂で展開する全学連と警官の対決を観戦するという事態になってしまいました。助手は義務が少ないので研究ができるはずですが、この間には国際誌に載った論文一つしか業績が残っていません。

内田　学園紛争で東大の入試まで中止になったんですよね。その3年後に私の母が入学したときには、4年生がいなかったと言っていました。

浜田　１９６９年に東大経済学部助教授となり、久しぶりに留学してもよいという許可が出て、１９７２年から74年の1年半、現在舞さんがお住まいのボストンの隣のケンブリッジにあるマサチューセッツ工科大学（ＭＩＴ）にアメリカ学術団体評議会（ＡＣＬＳ）の客員研究員として滞在しました。

MITは優秀な大学院教育で知られ、分析能力の訓練という狭い基準から見れば、その教育は突出しています。米国経済学者のトップクラスの半分はMITの出身であるといっても言い過ぎではありません。イェールで院生が教授から30分のアポをもらってゆっくりと指導してもらえるような場合でも、MITではそんなことしか考えられないならば出直してこいと言われるような雰囲気でした。大学紛争の後だからかもしれませんが、これから自分に学術論文が書けるのだろうかと、ボストン空港に発着する航空機を眺めていたのも、うつ状態に通ずるものがあったのかもしれません。

MITでは院生でなく、客員研究員ではありましたが、イェール大で過ごした大学院生活をもう一度学び直したような1年半でした。6年ぶりにアメリカで研究を始めるとき、これから自分に何ができるかと悲観的になったのももっともです。

なお、僕は1回目の結婚をしてから鎌倉の由比ガ浜に住んでいたのですが、親が近くの材木座海岸にいたので、時々仕事がうまく進まずいらいらすると、材木座の親の家まで海岸沿いに歩いて行って、親父と碁を打って帰ると、なんとなく気がおさまったこともありました。おそらくその頃もうつに似たことが少しはあったのでしょうが、後に病気になって講義ができなくなるほどひどくなり、自分が精神病の患者になるとは夢にも思いませんでした。

イギリスで感じたうつ

浜田　１９７７年から78年の学期には国際交流基金の援助をいただいて、ロンドン・スクール・オブ・エコノミクス（ＬＳＥ）に森嶋通夫教授の招待で客員講師で滞在しました。森嶋教授は数理経済学の研究で世界的に知られ、そのころ破竹の勢いだった日本の経済力に支えられて、ＬＳＥにサントリーとトヨタの援助による日本経済の研究所を立ち上げていました。ＬＳＥで自分の持った講義は経済数学の入門だったのですが、すこし高級に脱線して学生の抗議を受けたこともあります。

　イギリスは冬期に日照時間が少なくて、うつになりやすいと聞いていました。

　その夏の帰国の少し前に、ロンドンの北にあるシェイクスピアの生まれ故郷ストラットフォード・アポン・エイボンに近いウォーリック大学で行われた若手の勉強会に2週間ほど泊まり込んで参加したとき、すごく憂うつになったのを覚えています。自分の研究を率先して発表したくなるのが学者の常ですが、自信がなかったからでしょうか、研究報告してみんなに聞いてもらおうともしなかった。ＬＳＥのセミナーでは「君の報告した戦略のような話は昔からある」と言われたり、ケンブリッジ大学の世界的権威から私のマネタリスト的なモデルが批判的に受け止められたことなどの学問的な要因もあったと思います。

そういうときこそ、自分の使うゲーム理論の武器が力を発揮するので意味があると相手を説得しようとするのが本当の学者です。しかし、ウォーリックでの不安感、無力感は尋常ではありませんでした。他方で、シェイクスピアの演劇を観たりするのは、イギリス英語のアクセントがわからないので脚本を先に読んだり熱心だった記憶があります。研究会が終わってロンドンに帰り、妻子に会うのがほんとうに嬉しかった。あとにして思えば、あれは一種のうつだったのだと思います。

内田　研究者のセミナーや学会というアカデミックな場では、単純に学びをシェアしたいと思っている参加者も多くいらっしゃいますが、友情の中で互いに競争する微妙な雰囲気もあり、それをストレスに感じられる方も当然いますよね。せっかくの研究交流の機会でありながら、参加するモチベーションが出てこない、また、周りの研究者の報告に比べてご自分の研究結果の価値を信じられないと感じられるのは珍しくありません。

同時にうつ病の症状には、「やる気が出ない」、「自分自身の価値を疑ってしまう」という特徴もあるのです。過剰な自己批判に苛まれてしまう状況は、もしかしたらうつ症状の表れだったのかもしれません。ところで、浜田さんはどうしてアメリカに行かれたんですか。

浜田　当時、東大の経済学の主流は、歴史を重んじるいわゆるマルクス経済学だったんですが、それに対して新しく入ってきた「近代経済学」は、経済現象の相互依存関係を、数学を使って方程式の体系として分析するものでした。これが世界的に、いまで言う「経済学」として通用するようになったのです。「近代」とつくのは、日本の一部の大学でマルクス経済学が主流だった時の名残ですね。

当時の私はマルクス経済学に外野としては興味を持っていましたが、経済学としては普通の実証科学を目指している近代経済学を研究することにしました。「近代経済学」は仮説を立てて、反証できるかどうかで議論が進んでいきます。そして、経済は数量データを扱いますから、数学とか統計学の影響を受けます。

内田　マルクス経済学から近代経済学への転換をもたらした時代背景としてはどういったことが考えられるんでしょうか。経済学はやはり人間の行動や選択に関係する学問だと思うので、経済理論というのも時代というものに影響を受けるのではないかと想像するのですが。

浜田　そうですね、話をわかりやすくするため、まずは気象の話をしてみましょうか。

気象学では、モデルによって予測値がかなり違ったりするわけです。地形によっても気象は影響を受け、アメリカの降雨の予報などはヨーロッパモデルとアメリカモデルによって違いが生じます。他方で経済の場合には、自然ではなく、環境の差や人間の行動様式の差がそれ以上に将来の予測に影響を与えるのです。つまりどういう時期に生まれてどういう教育を受けたかによって人間の行動が当然変わるわけで、いま舞さんがおっしゃったように、歴史性、社会性を無視して経済現象を分析してもうまくいかなくなるわけです。

他方、経済現象は数量で捉えられることが多く、そのデータが集まったところで統計手法によって解析しないと、人々の行動が全体としてどう動くのかは歴史的アプローチだけでは解明できません。数学で主体の行動が整合的に理解できるかも重要になります。しかも、各主体が相手の出方を想像して、それに対応した行動をとるという、ゲーム的な考え方も必要です。

もちろん数学がうまく使えるようなきれいな世界もありますが、国々、とくに発展途上国では経済行動の直面する制約、慣習や目的とするところが異なる点が違います。制約が条件として違ってくるわけです。今の行動経済学は、経済人はただ自分の満足の最大化だけを目指していると決めつけないで、例えば慣習に従ったり、他人の福祉も考える。それにもかかわらず経済現象の緩やかな法則性を求めようとしています。

行動経済学が盛んになったのはずっと後の話ですが、経済学を学ぶには、マルクス経済学の強い日本ではなくやはりアメリカで学ぶ必要があるのではないかなと思ったわけです。

もちろん、当時の東大には、根岸隆氏（現東大名誉教授）のように、留学せずとも数理経済学の最先端の論文を発表している人もいました。そして彼には、大学院の先輩として一般均衡理論の神髄を教えてもらいました（同世代なので根岸氏と呼びましたが、学問を教えていただいたという本来の意味では根岸先生です）。

アメリカ帰りの先生もいました。なかでも館《たち》龍一郎教授は、イェール留学中、ジェームズ・トービン教授に、学論的のみならず人間的に心服した人物です。「浜田君もトービンのところに行って勉強してきたら？」と言われて、それが後に運よく実現することになったのです。

「ゲーム理論」とは何か

内田　当時の浜田さんのご専門は、経済学の中でもどういうジャンルだったのでしょうか。

浜田　ゲーム理論を国際間の経済政策の駆け引きに応用するのが私の研究の主題でした。人間社会というのは人と協力したり、競争することで形成されています。国々も相互に協力したり、競争、そして対立しながら、条約などルール作りをしたりするわけですね。ゲーム理論は経済学の面からだけではなく、政治学の面からの重要性がいまは増しています。現在のウクライナ、パレスチナ、そして台湾を見るように、戦争、あるいは紛争の可能性が切実となっている。外国から攻められる事態が現実のものとなると、国際法の現実的有効性も限られてくる。

そこで、ジョン・フォン・ノイマンというコンピュータの父と言われる数学者は、社会の紛争にも興味を持ちました。中国の古典「孫子の兵法」のようなことを数学的なモデルとして考えようとした。要するに、人間社会において物事は自分だけで決定できるわけではなく、相手がそれにどう対応するかを想定しなければならない。あるいは逆に相手の行動にこちらがどう対応したらよいかという競争関係、相互関係を考える必要がある。そうして始まったのが「ゲーム理論」という数学の領域です。ゲーム理論が発達したのは、皆が自分の最適になるように、しかも相手もそう考えて行動したらどのような結果が生まれるかという、非協力ゲームの「ナッシュ均衡」の考え方です。

他方には、みんなで協力していい秩序をつくり、仲良くやりましょう、という考えもあります。そのとき問題になるのは、協力した際に成果で得られたパイをどう交渉して分け合うかということです。非協力のナッシュ均衡も、協力した時の「交渉解」の概念を生んでゲーム理論を経済学に使いやすくしたのもジョン・ナッシュで、当然ながらノーベル経済学賞の受賞者です。

プリンストン大のジョン・ナッシュは、その後強度の統合失調症にかかりました。様々な妄想を抱えて生きていく彼を、彼の夫人がどう支えたかは、ハリウッド映画『ビューティフル・マインド』における名優、ラッセル・クロウの名演によって描かれています。

さて、それまでの国際経済学は、貿易政策や課税政策、あるいは金融政策というものは、国同士の相互依存の関係にあるという事実を比較的無視して分析していた。そこで経済学の伝統的な議論、手法に頼るだけでなく、新たにゲーム的な観点で説明する必要があると私は考えました。しかし、国際的な利害の相克は絶えず起こるので、ゲーム理論だけあっても国際紛争は起こってしまう。

いまの国際情勢にひきつけて言えば、ほかの先進国が核を持ちながら日本は持たない現在の状況下で、ウクライナや将来の台湾のように他国が攻めてきたとき、日本はどう防衛すべきかが心配になります。日本がいちばんの核の犠牲国であるのだから、日本の先導のもと核のない世界を実現するのが日本人の使命だと長らく思われてきたわけで、それは正論です。しかし、それだけだといつも他国の言うことを聞かなければならないのではないか？　という問いが生まれるのは当然で、ただの反動ではなく、子孫の安全を考えているわけです。安倍首相も同じ気持ちだったと思います。

日本が終戦のときに、米国との安保条約体制をとったのはある意味ではいい知恵だったわけです。結果的に見れば、日本の経済成長に役立った。でも国際情勢が変化する中で、本当にこれでいいのかということも問題になる。今は政治のゲーム理論のほうが経済のゲーム理論よりももっと切実な問題とかかわっていると思います。

内田　いまお話しくださったのは、まさに互いに核を持つことで相手の行使力を奪うという「核抑止」の理論が現実に繰り広げられた冷戦時代の国際政治のように聞こえました。

浜田　その通りですが、残念ながら、現在は冷戦だけでなく、実際の戦争が起こりつつあるのです。今も抑止の論理は生きています。昔冷戦が熱戦に変わることなく、その時代を乗り切れた秘密はわかりません。ゴルバチョフは偉かったのでしょうし、レーガンなりサッチャーが、ある意味では不動の姿勢を示したことも大きかったんでしょう。ともかく、冷戦がいったんはなくなった。だから日本は安保条約のもとに経済発展をすることができたし、人身の危険に直結するような状態を回避することができたわけですよね。

ただ、今は核を持たないために、ウクライナも台湾も、そして場合によっては日本も「いつでもこちらは核を使えるよ」と少なくとも脅かされている状態です。それでいいのかということはゲーム理論を勉強していた身としては思うところがあるわけです。もっとも、そんな問題が理論だけで解ければノイローゼにならずに論文がたくさん書けたわけでしょうが（笑）。

内田　なるほど、現代史を辿りながらの現実感のあるゲーム理論の説明をどうもありがとうございます。とても面白いですね。

核保有に関しては様々な意見があり、特にアメリカに住んでいると、「第二次世界大戦を終わらせるためにも、ヒロシマとナガサキへの原爆投下が必要だった」と語る人がたくさんいます。また、「世界各国が原爆投下後の悲惨な状況を目の当たりにして核兵器の恐ろしさを知ったから、冷戦中の核使用が避けられてよかった」と、当時の日本への核兵器使用を肯定する人もいます。もしそれが事実であったとしても、そういった意見に接するたびに、一般市民が経験した原爆の被害を知らないがゆえの机上の空論に聞こえてしまって違和感を覚えるのです。
　やはり世界唯一の被爆国で育った私は、広島出身の祖父の家族の経験を通じて非常にリアルな被爆の実態を知っています。あるいは『はだしのゲン』、『黒い雨』などの作品を通して、現実にその状況を生きた人たちがいかに残酷な影響を受けたかをも学んできました。だからこそナイーブなのかもしれませんが、私はいかなる形でも核兵器の保有を支持してはいけないと思うのです。そんな思いも含めて、ゲーム理論の話はまたあとで深掘りさせてください。

最初の結婚、子どもたちのこと

内田　さて、浜田さんの人生のお話に戻ると、日本に戻られたあと、またＭＩＴに行こうと思われたのはなぜでしょう。

浜田　アメリカでは院生の身でも論文を形にできていたのに、日本では学生運動の雰囲気のなかで一時研究が進まなくなって、これじゃしょうがないと思ったんですね。ＭＩＴがあるボストンの隣のケンブリッジはそんなに大きくない街なのに、ＭＩＴだけでなくすぐ横にはハーバード大学もあり、知的集約度が高くて、厳しいくらいの感じもありますよね。

二度目のアメリカ滞在は1971～73年でしたが、その頃は、ラディカルエコノミクスという左翼に近い経済学もあって、昔のように権威だけがひとり歩きできなくなっていた。それでもちょっと食事に行くと理論経済学者のポール・サミュエルソンが同じレストランにいるとか、街の中に緊張感があったんです。

内田　その頃の浜田さんを近くで見守られていた奥さまはどう思われていたのでしょうか。先ほど、イギリスのウォーリックでのセミナーを終えて奥さまとお子さんたちに会われるのが待ち遠しかったとおっしゃっていましたが、今ほど国から国への移動や通信が簡単にはできなかった時代に、ご家族でイギリスやアメリカに引っ越すのは大変なことも多かったのではないかと思います。

浜田　米英での生活で、実は家内の方が英語は格段にうまかったので、助かりました。ボストンやロンドンでは、他の教授、研究者との付き合いも家内が助けてくれた。そしてイギリスの生活、あるいは文化はわたくしも家内も楽しんだと思います。

内田　最初の奥さまはアメリカで大学生活を送られて、留学帰りの日本人の方だったんですよね。私が5歳の頃、ニューヘイブンで奥さまと一緒にスケートをしたのを覚えています。

浜田　いやはや、そうですか。家内との結婚はアメリカから日本に帰ってきて、東大で助手になった30過ぎのころでしょうか。彼女はカールトン大学というミソネタ州にあるリベラルアーツの学校出身の、合理的に物事を考える人でした。

内田　ご結婚なさったのが１９６０年代の出来事だと考えると、その時代にアメリカの大学に留学されていた女性というのは、ものすごく先進的だったんでしょうね。

浜田　家内と知り合ったのは、母同士が津田塾の同窓生だったことによりました。家内はカールトン大学に留学していた時に恋人がいたらしい。しかし帰国して結婚の許しを得ようとしたとき、父親が心臓発作で倒れるなどあって、親の許しが得られないでいた。そのようなとき、私が現れたわけです。

それについてほんわかと注意してくれた友人もいましたが、優しくピアノの上手い彼女を私が気に入っていたし、結婚生活は私にとっては何も問題なく思えるように過ごしていたわけです。しかし、子どもが大学に行ってからですが、彼女から離婚を申し出された。私と別れた後に家内はこの噂で聞いていた大学時代の恋人と結ばれたらしい。それはもちろんショックでしたが、本当に人生は何があるかわからないですね。

内田　最初の奥さまとの間にお子さんが生まれたのはいつですか。

浜田　最初の子どもが68年で２人目が70年でしょうか。１人目は女の子で、その娘のもとに孫が２人います。２人目が男の子で、26歳で亡くなった広太郎です。

内田　また広太郎くんのことはゆっくり聞かせてください。

アメリカの学生に教えるのが怖い

浜田　１９７３年にＭＩＴから東大に戻ってからは、経済企画庁の金融の計量分析に参加しました。そして77年からはロンドン・スクール・オブ・エコノミクス（ＬＳＥ）の客員講師として呼ばれました。

イギリスから帰ってからは、「浜田君はもっとも頻繁に外国に出かけているので、今後の長期出張許可の順序は最下位だ」と、進歩的と思っていた学部長から言われました。外国からは客員教授に来ないかという話はありましたが、実際に正規の教授として来ないかという打診が来たのはイェール大学が初めてでした。イェール大学からは、テニュア（終身在職権）付き教授の候補に考えてもよいかと尋ねられました。

手紙には、日本経済を一つの研究分野に築き上げた業績のあるヒュー・パトリック教授がイェールを去るのでと書いてあったので、初めはその後任ということかと思いました。

ゲーム理論など理論的なことよりも日本経済のことは自分も知らないところがあるので、講義の準備をしなければなどと思いました。

Ｐｈ．Ｄ．をとってから20年もたって、日本の大学教授の生活に慣れていましたので、アメリカで教えることを実感したい気持ちもあった。そこで、イェールに移籍するかどうかを決める準備期間を1年間ほしいと、わたくしは答えました。そこで１９８５年の秋頃、はじめは客員教授として行ったんです。

ただ、僕は外国でまともに学生、院生を教えたことがない。アメリカの大学に勤めると普通の人はティーチング・アシスタントから始めて助教授、准教授、教授と進んでいきますが、僕は日本で修士を終えていて、アメリカからは3年で帰ってきたので、ティーチング・アシスタントもしてないし、英語も下手だった。そこでいきなり教授として迎えられた。そのあたりが結果的に見るとうつになった理由かもしれません。

50にならんとしていた頃で、新しい勉強についていけるだろうかと学生みたいなことを考えてしまったのがいけなかった。「こちらが考えていることを、いままでの研究であるゲーム理論の経済政策の相互依存関係に適用する研究——言い換えれば、日本の経済政策の効果は例えばアメリカの経済政策に依存するので、相手の出方を見て、あるいはそれをうまく推測して政策を行使しなければならないといったこと——を院生に教えればいい」と思えればうつにもならなかったのかもしれません。ところがいざ講義が始まると、どう講義するか迷いだしてしまった。そして日本経済よりも理論の仕事で呼んでくれたイェールのオファーの意味を間違ってしまった。そして講義恐怖症になった。

でも、「そう考えればよかった」と今思うように考えられなかったのは、まさにうつそのものの症状ですね。普通の人ならそこで考えを直すことができるときにも、うつの患者にはそれができないのです。

内田　そのとき、何が怖かったんでしょうか。

浜田　学生に教えるのが段々と怖くなったんですね。

内田　それは学生から知識がないと思われるのではないか、といった恐怖でしょうか。

浜田　そうですね。学位をとってすぐ東大助手に戻ったので、僕はアメリカではティーチング・アシスタントとしても、助教授としても教えたことがなかったのです。それでもイェールに呼んでもらったのだからそれこそ自信がつくはずなのに、それが理由で自信がなくなってしまったのです。

私がイェール大に移る決心をしたことに、両親は全面的に賛成してくれました。しかし、

86年夏、アメリカで客員の期間が終わり、イェールで正規のスタッフになろうとしていた頃、ちょうど母が亡くなりました。母に会いに行くために帰国すると将来の永住ビザが取れなくなると言われて、母の最期を自分で見届けずに、家内に看取ってもらいました。本当にかわいがって、立派な人間になるように育ててくれた母に、親不幸なことをしたと今も悔やまれます。

同年、アメリカにいた娘の純子も、休学していた神奈川県立湘南高校の3年生に戻りたいと日本へ帰って行った。私の母校でもありますが、3年生になるとクラス対抗の駅伝と仮装行列があり、それを楽しみたいのだと。そんなわけで母を亡くし、愛する娘も帰国してしまった。そういった環境の変化も私の心情に影響したのかもしれません。

あるいは当時は日本経済が隆盛を極めていましたので、日本経済について教えられるようにならないと、という焦りもあったでしょう。しかし、今となるといろんな条件がうつ病の原因だというよりも、うつ病になったためにあらゆることが負担になったというほうが正しいと思います。

インポスター症候群

内田　手記のなかでも、アカデミックな成功をされた後に成功し続けなければならないことに恐怖を感じたと書かれていました。いまのお話を聞いて、私は「インポスター症候群（impostor syndrome）」という言葉を思い浮かべました。これは精神科の正式な診断名ではないのですが、近年、アメリカの日常会話でもよく出てくる言葉です。

「インポスター（impostor）」は本当の自分ではない他の誰か偽物を演じている、詐欺師やペテン師といった意味合いで、自分の力で何かを達成しても自分にはそのような能力はない、評価に値しないと過小評価したり、他人が思う自分と自分自身の能力が一致していないと不安を覚えるような症状を表します。

例えば仕事が評価されて上司や同僚から褒められたとしても、外部から称賛される自分と、実際の自分の能力との間には乖離がある気がして、いつか「そんなにすごくない自分」の正体がバレるのではないかと不安を感じてしまうこと。

あるいは、親や祖父母世代は大学に行ったことのない「ファースト・ジェネレーション（一世代目）」の大学生が、大学に実力で合格したにもかかわらず、「自分はここにいるべきなのだろうか」と悩んでしまうこと。女性として男性優位の世界でリーダーシップをとる中で、前例のリーダーたちと自分の姿がマッチしないことなどから「私は本当にこのグループのリーダーとしてやっていけるだろうか」と悩むことなどがよくある例です。

おそらく浜田さんも、学生たちの学問に貢献できる知識を十分にお持ちだったにもかかわらず、そこに自信が持てなくて、たまたまタイミングが良かったからこういうポジションが与えられたのではないか、などと思われたのではないでしょうか。

また、それまでにMITやイェールでの留学期間があったとはいえ、いざ教授として呼ばれると、「本当に自分の実力はそれ相応のものなのだろうか」と思われたお気持ちも理解できます。あるいは「確かに仕事で成功もしたけれど、ずっと成功など し続けられないのではないだろうか」といった不安を覚えられたのかもしれないと思いました。

浜田　そういう見方も面白いですね。

内田　私はアスリートを診察することも多いのですが、アスリートたちからも同じような話をよく聞きます。例えば、ある大会で一度優勝すると急にたくさんの注目を集め、スポンサーもつく。けれども、同じようなパフォーマンスを出し続けないかぎり、みんなすぐに離れていくだろうと恐怖を感じていることも少なくないんですね。

人生のなかにはアップダウンの波があって当然で、ほとんどの人は波の上がり下がりを感じながら、下がっているときも何とかやり繰りして生きている。でもアスリートのように常に世間の目にさらされながらそれを乗りこなすのは大変緊張を強いられることです。

特に活躍の時期が若いためにスポーツ以外の世界での経験が少なく、勝敗という一つの軸によってのみ評価されがちで、プレッシャーや孤独感を人一倍感じやすいと言えます。成功してからの恐怖や不安というものは、実際にそのポジションに就いて初めて気づくことも多いわけで、浜田さんのお話を伺いながら、アスリートの人たちが直面する問題と非常によく似ていると思いました。

浜田　なるほど、恩師の一人である館龍一郎先生も、学問というのはオリンピックのように日本の旗を揚げることだけを目標にやっても駄目だよと言っておられましたけど、そのとおりなのです。ちなみに、入院中に短期間同室になったゴルフのプロも、舞さんの言うように、ゴルフの勝負は肉体的な次元より精神的な次元の方が重要なのだと話していました。

内田　そう思います。それに関連して私が患者さんにいつも話しているのは、「内的な評価」を育てることの大切さなんですね。評価というものは、自分自身が納得できるか、生き甲斐を感じられるかという「内的評価」と、成績や賞や人からの注目といった外からの評価である「外的評価」という2つの軸があります。

言葉尻をとらえられてバッシングにあったり、実力とは関係ないところで注目されたりと、外的評価は自分のコントロール下にはないところで激しく上下することもあります。

近年は特にＳＮＳ上の「いいね」やフォロワーの数、あるいはネットメディアのコメントといった、外的な評価が目に入りやすい環境ですね。

もちろん、「外的な評価」を欲するのも気にするのも当然なんですけれども、そればかりを追い求めてしまうと、常に外部の評価に自尊心が左右されて非常に脆くなってしまう。やはり、自分の強みも弱みも正直に認めて自分自身を前進させる努力、つまりは「内的な評価」が大切で、それは社会的に成功すればするほど大切になると思うのです。

うつ病がサクセス・シンドロームと言われた時代

内田　実は私自身も、近年直面していることがあります。
私はいま、アメリカの国立衛生研究所（ＮＩＨ：National Institutes of Health）のグラント（研究助成金申請）を審査する任務に就いています。その役割を打診されたのは名誉なことですが、ほかのレビューワーから、「その程度のレビューしかできないのか」と思われてしまうのではないかとか、提出されているグラントを何回読んでも意味の分からない箇所があるのは私の知識不足によるもので、理解不足のレビューを述べて周囲からバカにされるのではないか、などと考えてしまうわけです。一息ついてみると、何度読んでもわからないのは、おそらく私の理解力や知識に関係なく、グラント自体の書き方に問題があるのだと思うわけですが。
そもそも私がその役割を任されたのは、うつ病や躁うつ病など気分障害についての論文の業績が評価されてのことであるはずです。にもかかわらずこんな弱音を吐くと、「ハーバードの先生が何を言ってるんだ」と思われるかもしれませんね。それでも実際不安になってしまうもので、まさに「これはインポスター症候群だ」と思っています。

浜田　そうですね。例えばイェールにやってきた１９８０年代の中ごろは、トヨタその他の活躍で日本の経済力は強くて、米国の大学でも、日本経済を教えることが重要となってきた。僕がアメリカに呼ばれたのは日本経済の力ゆえであって自分の能力とは必ずしも関係ないのではないかとさえ思ったのはうつのせいでしょうか。
それから、日本と違ってファーストネームで呼び合う関係に不慣れで、トービン教授からも、「コーイチ、これからはプロフェッサーないしミスター・トービンでなくジムと呼べ」と言われました。同僚の中には「君は裏口から入ってきたね」というようなことを冗談交じりに言う人もいました。

でも、インポスター症候群というのは面白いですね。うつ病は、あるときには「成功症候群（success syndrome）」と言われます。若手の同僚からは、「テニュアがあって、アメリカの大学で教えていられれば、もう何も心配ないでしょう」と言われたこともありました。ところがそれが安心感にはならなかった。

内田　成功により、今まで感じなかったストレスを感じることはありますね。英語でも「Fear of Success（成功する恐怖）」という言葉があるくらいです。さきほどお話ししたように、一回成功すると、成功し続けなければというプレッシャーを感じることもあります。あるいは、今まで共に頑張ってきた仲間と比べて「上」のポジションになったことで友人との間に距離ができたり、追う側ではなく追われる側になったことでの不安が生まれたり、新たに経験する難しい状況というのも色々あるものです。

本来は、そういった成功した後の変化というのは、自分以外の人からの扱いが変わった、外からの評価の目が変わっただけのことであって、一番大切な「自分が誰であるか」は何も変わっていないはずです。でも、ついつい自分を見失ってしまうこともあるんですよね。

ところで、浜田さんのご体験を伺うと、もしかしたら日本からイェール大学にいらして、単純にアメリカに根を張ることにともなう苦労も大きかったのではないかと思いました。

外国から訪ねてきたお客さんという立場ではなく、アメリカという異国の地で、ネイティブの人たちや他国からアメリカに移住した人たちと競合するのは予想以上に大変なことだったと私自身も感じました。

私は日本の大学の医学部を卒業する前に、イェール大学病院の研修医として採用が決まり、日本人史上最年少のアメリカで働く臨床医となりました。周りと比べてずいぶん若かったということもあって戸惑うことが多々ありました。誰もがファーストネームで呼び合う関係性、研修医であっても意見やリーダーシップを求められる文化の中で、どれだけ上司にカジュアルに接していいのか、どのようにリスペクトを示すべきなのか、あるいはどれだけ自分の裁量で治療の判断をしてよく、どこまで報告や質問をすべきなのかということがわからなかった。

アメリカ人の研修医たちは、遡れば幼少時からそういったフラットな文化のなかで人間関係を育み、医学生のころから自主性をもって取り組む教育を受けている。それに比べて、私は臨床や医学的な知識よりも、「アメリカで生きていく常識」という点ですでに後れをとっていた。せっかく難関のアメリカの医師国家試験に受かり、海外からの応募でイェール大学の研修医に採用されたにもかかわらず、私は毎日右往左往して、迷子になっているような気持ちでした。

浜田　なるほど。わたくしも今から考えると、イェールは自分自身の研究を評価していい待遇で呼んでくれていたのだし、客員教授の形で講義を持っていたのでそれを一生懸命やっていればよかったのに、周りにいる将来同僚になる人たちに劣らない形で、たとえばより難しい数学を使って教えなければならないなどと考えてしまった。

本来呑んべえだったので、不安になるとアルコールに頼るようにもなったんです。イギリスを含め、もちろんいくつか講義の経験はあったのですが、若手のアシスタントプロフェッサーのように訓練されることがなかったことを不安に思ったのかもしれません。

あるときに、Ｐｈ．Ｄ．を初めてちゃんと教える大学院講義のリーディングリストを作ろうとして、また悪いことに分野の近い同僚のリストを借りてきて見たら、自分が読んだことのない論文がたくさんあったりしたので、東京という田舎にいて知らなかったなどと焦ってしまったのです。

このようにいろんな条件が重なってうつになったというよりも、今考えると脳が生理的にうつ状態にあるのでいろんな条件のせいだと考えてしまったというのが正しいようです。

内田　うつというのは生物学的な要因と環境的な要因の双方が関わります。おそらく浜田さんの場合も、そのように考えられると思います。まず、生理学的にうつ状態の脳機能があったから、イェールでの状況をネガティブに捉えてしまい、なかなか狭い視野から出られず、違う視点から物事を見られなかったところがあった。また、そういった競争的な環境で様々なストレスがあったから、生理学的なうつがさらに悪化したというところもあったのかもしれません。

第2章　希死念慮を語る

「重いうつ病」という診断

浜田　このような日常を送るにつれうつ気分が進み、「これでは大変」だと思って、イェールの診療所に行って初診をしてもらったところ、「重いうつ病」だと診断されました。それまで、うつ的な症状を実は経験しながらも、自分は精神科医とは全く無縁だと思っていた私には驚きでした。医者はまったく笑顔もなくこちらを見ていて、まるで患者たちの全ての重荷を背負っているような風情でした。こちらがうつだから冷たく見えただけかもしれませんが。

内田　いただいた手記には、最初は全然笑わないから印象はネガティブだったけれども、でも実際に初診が終わってからは、うつの症状が少し軽減したと書いてありましたね。

浜田　そのように言っていましたか。その医師が今度はある街の精神科医を紹介してくれました。僕が〝ケミスト（chemist）〟と呼びたくなるような薬一辺倒の人でした。なぜケミストと呼ぶかというと、彼とはわたくしの精神状態を議論した覚えはほとんどなく、私が高コレステロール症と言ったとたんに抗コレステロール薬の話に花が咲いたことがあったからです。とはいっても彼が入院を勧めてくれたので実は恩人の一人なのですが。パメラーを処方されました。

内田　三環系というひと昔前によく使われていた抗うつ剤ですね。

浜田　でもなかなか良くならなかった。当時、薬を飲みながら講義はしていたものの、眠気は絶えず襲ってくるし、頭に靄がかかったような感じで全然自信がなくなって、博士課程の院生の授業が教えられなくなったんですね。修士課程の授業には集中できたけれど、博士課程を教えるのはどんどん難しくなっていった。

内田　うつの症状で頭が働かなかったせいもあると思います。また、近年使われている抗うつ薬の副作用はずいぶん減ってきましたが、当時使われていた三環系の薬は頭をぼんやりさせてしまう副作用もあったので、それで頭に靄がかかったように感じられたのかもしれないですね。

浜田　初診の診療所の医者は、「ロラゼパムというマイナー・トランキライザーを処方しますか」と言っていましたが、僕はそのとき「要らない」と言ったんですね。これは大失敗だったのかもしれない。そして彼に紹介された「ケミスト」の先生は、マイナー・トランキライザーは抗うつではなく、むしろ昂うつ剤で、結局はうつを悪化させてしまうので飲まないように、という方針でした。アルコールのような依存性があるからと。すると心の休まる時間が一日中ないのです。

内田　ロラゼパムはベンゾジアゼピンというカテゴリーに入る薬で、ひと昔前は「マイナー・トランキライザー」、直訳すると「少し鎮静化させる薬」と呼ばれていました。

　このカテゴリーの薬は、その場で高まっている感情、特に怒りや不安を下げてくれる薬で、どうしたらいいかわからないと感じるパニック状態などには最もよく効くものです。高所恐怖症の方が飛行機に乗らなければならないとき、先端恐怖症の方が予防接種を受けるときなどに予防的に飲むこともありますね。ただ、確かに依存性があるので、効果のベネフィット（利点）と依存性のリスクのバランスを、その人、その状況によって判断する必要があります。

　もちろん依存性は回避したいものですが、ここでは投薬のリスクとともに投薬をしないリスクも考えなければなりません。ついつい副作用や依存性といった投薬のリスクに目が行きがちですが、逆に投薬を避けて、どうしようもない不安に駆られる時間が続いてしまうのもとても苦しいことです。そういった状況では、不安を取り除いてあげることのベネフィットが上回ることも多いのです。

　そして、薬というのは処方の仕方次第でリスクを低く抑えることもできます。私自身、医師としては、なるべく低いリスクで一番高いベネフィットをもたらすようなプランを常に考えようとしていますね。さらに、不安とうつは頻繁に共存して、お互いを悪化させ合うものです。高まる不安や強い不快感などをベンゾジアゼピンで取り除くことで、うつ気分が少し改善することもあるので、マイナー・トランキライザーが必ずしも「うつを悪化させる」わけではないように思えます。

浜田　なるほど、そういう説明は初めて聞きました。

私が経験したうつ病には、「日まわり症状」といって、午前中にうつが強くなって、午後になるとつらさが和らぐサイクルがありました。これは1986年に病院に入ってからのことですが、朝になると今日こそは薬なしで我慢しようと毎日頑張ったわけです。でもうつの状況がよくならず、いよいよその薬（ロラゼパム）を医局室の窓口までもらいに行くとなった時のみじめな感じをよく覚えています。

薬に頼ること＝敗北、ズルという考え方

内田　この薬なしでは一日耐えられないという敗北感のような感覚だったのでしょうか。

浜田　まさに敗北感です。しかし、その薬なしでは死んでしまいたい気持ちになることも

ありました。

内田　そうですか。「薬を飲むこと＝敗北」のように捉える見方はいまもありますし、メンタルの不調で薬に頼るのはよくないという考えはうつ病患者さんだけではなく、社会で広く共有されているところがあります。でも、私はそう感じる必要はないと思うのです。

　もちろん薬ではなく、心理療法や、趣味、運動や人との交流による気分転換、環境への働きかけなどで抑うつ気分が治るのであれば、その方がいいとは思います。しかしそれらの手段をどんなに試してもよくならないうつ症状もあれば、さらにうつ気分が重症すぎて気分転換すら手につかない状況もあります。そんなときにもし気持ちを回復させてくれる安全な薬があるのであれば、それは選択肢の一つであってもいいのではないでしょうか。

　頭痛がするときには頭を冷やしたり、首の筋肉をもみほぐしたりしますよね。それでも痛みが止まないときには頭痛薬を飲んだり、あるいは頭痛の原因となっている疾患を治療します。それと同じように、抑うつ気分も薬によって症状を軽くすることで心の痛みが軽減することはあるし、うつ病という病の治療に薬が必要なことも多いのです。

　それは決して失敗でも敗北でもなく、自分のケアをしているだけなのです。そういった考え方へと少しずつ個人個人、そして社会の認識が変わっていけば、もしかしたらうつ病に苦しむ人がいまより減るかもしれない、現に苦しんでいる人がもう少し早い段階で助けを求められるようになるかもしれない、と思います。

浜田　日本人は特に苦しんでいても、必要な助けを求めるのを躊躇してしまいますね。アメリカだったら、自分がある問題で悩んでいるとなれば、「まずは専門家に相談してみたら」とサポートにつながることを促されたり、あるいは「あなたを困らせている人と交渉してみたら」とその状況を変えるための働きかけを示唆されることが一般的ですよね。でも日本では、「自分に悪いところがないかまず考えてみなさい」となるのではないでしょうか。

内田　あとは日本では「とにかく耐えなさい」と我慢を強いられることが多いかもしれませんね。

先日、ボストンに住んでいる同世代の日本人の方に街で偶然出会ったときに、その人がご自身の不安について話されたことがありました。そこで私は、認知行動療法をはじめ、不安を和らげるストレスマネージメントやリラクゼーションの方法を少し紹介した後に、「必要であれば、こういう薬も効くよ」と思いつく選択肢をパパッとアドバイスのつもりで伝えたんですね。そうしたら、薬の話をした途端に、「そんなチート（cheat）するのなんて嫌ですよ」という反応が返ってきて。

浜田　ああ、ズルをすると思われたんですか。

内田　不安をコントロールするためにはいろんな手段があって、その一つの中に薬も入っていてもいいと思うんです。でも精神科の治療薬に関しては、必要が生じて頼ることになったとしても、処方されては「負け」あるいは「ずるい」というネガティブな印象がもたれているのだなと感じた会話でした。

浜田　ズルをするということに関して、思い出すことがあります。私がうつになったあとで、日本の尊敬する経済学者から「浜田くんは学問がうまく行かないことをうつのせいにして、言い訳をしている」と言われたことがありました。この言葉にはあとで述べるような経済学、数理経済学の本質にかかわるような問題提起もあるのですが、精神医学上、これはうつ患者に対して言ってはならないことでしょう。私としては、とても辛い経験だったのにもかかわらず、「言い訳」として捉えられてしまった。

内田　それは酷いですね。しかし、残念ながら近年も同じような話をよく耳にします。

例えば、テニスの大坂なおみ選手が自身の抑うつ気分について語り、メンタルヘルスを守るために試合直後の記者会見を欠席すると発言したとき、多くの人が「うつを言い訳に義務を放棄している」と彼女を非難しました。あるいは逆に、「うつなのに、ファッション誌の撮影はできるのか」と仕事を選択的にこなせていることを取り上げて、「こういった仕事ができているのであれば、うつではないはずだ」と彼女を嘘つき扱いしたのです。

うつなどの精神科の病があったとしても、それで社会的機能がすべて失われるわけではなく、むしろうつに苦しむ人のほとんどは仕事や家事育児をこなしながら生きています。たとえば足の怪我をしたときに、長時間の立ち仕事はできなくとも、座りながらの事務作業ならばできるといったこともあるでしょう。しかし痛みが強すぎたら、座りながらの仕事でさえ手につかなくなることもある。同じようにうつも症状によってできることとできないことがあるのは当然で、重症の場合には生活のすべてに影響が及ぶものなのです。

また、大坂選手は試合後の記者会見を取りやめた理由として、試合が終わったばかりの気持ちが未整理のタイミングで、記者からの批判的な質問に晒される場に自分自身を置きたくないという説明がありました。次の試合が控えていればなおさらです。こういった自尊心を守る選択というのは、うつであったとしてもなかったとしても、あるいは大坂選手のように公の目にさらされるテニスプレーヤーであったとしてもなかったとしても、誰もが自分のためにしていい選択だと思うのです。

希死念慮

内田　手記の中では、うつの状態が重くなっていくのを感じられる過程も書かれていましたね。当時の奥さまに「あんなに大好きだった音楽を楽しめなくなったのはおかしいよね」と言われたことがうつの重症度を物語っていた、との記述が大変印象的でした。好きだったはずのことも楽しくない、楽しめないというのはうつの大きな特徴ですね。

浜田　はい、大好きだった音楽会も楽しめなくなりました。治療中で鬱々としながらも音楽会に行きたいと言うと、家内が一緒にニューヨークに日帰りで連れて行ってくれたのを覚えています。主に天井桟敷でしたが、メトロポリタン・オペラで未見だったオペラの『ボリス・ゴドゥノフ』、モーツァルトの『魔笛』などを見ることができました。ベートーヴェンのピアノ協奏曲を全部弾くというシリーズを聴きに行ったこともあります。しかし、うつ気分の中では、アバドとポリーニという大演奏家の演奏を聴いても、ただ機械的に演奏しているように聴こえてしまった。

　僕の趣味は童謡やクラシックの作曲なのですが、後に自作集のCDを作っていただいた中野雄先生は、大演奏家でも時々、音楽的センスから言うと冴えない演奏をすることがあると。特にその2人は浮き沈みが大きいから、自分のせいだけと考えないほうがいいと言われました。しかし、音楽も楽しめなくなってしまったのは明らかで、「これは重大な事態だ」と自分でも気づくきっかけだったのです。

コネチカット州にノーウィッチという温泉がありまして、日本の温泉とはずいぶん違って、ゆっくり浸かって気分が豊かになるという趣ではないんですが、家内がうつに効くかもと連れて行ってくれました。しかし、ニューヘイブンに戻る帰り道ではまた講義が不安で暗雲に包まれた気持ちになってなかなか心が晴れない。次第に手紙を開けるのさえ、悪い知らせがあるのではないかと怖くなって、ごく限られた親しい人を除いては付き合いを避け、「この世界から隠れたい」という気持ちが強まってきました。

そんなことでだんだん疲れてきて、あるとき夜思い余って一人になったら、自分の頭が破裂しそうだと感じました。これ以上この生活を続けていると自分がだめになるという恐怖にさらされました。自分はいくつもの間違いをおかして人生を台無しにしてしまった、子どもたちや家内の反対にもかかわらず安定した有名大の地位もなげうって間違った道を選んでしまった、そんな間違いをするなんて自分はダメな人間だ、という思考が止まらなくなった。

ジェームズ・トービンという私の先生は、単にノーベル経済学賞受賞者であるだけでなく、経済学史上に残る大先生で、僕のことを心配しては食事に誘って慰めてくれたりもしました。しかし、料理屋で近くの食卓に座る人が、わたくしの講義を批判してくる大学院生に見えてくることがありました。そうすると、いつしか自殺したいという思いが出てくる。この苦しみはなかなか終わらない。どうしたら無事に自殺できるかまで考えるようになったんです。

地下鉄に飛び込んでしまうという衝動

内田　入院される前のお話を伺いたいなと思います。希死念慮を抱かれる頻度がどんどん増えていったということですが、希死念慮がどんなものなのか、実際に死にたいと思われたときにどんなことを考えられていたのか教えていただけないでしょうか。

浜田　私はこのころの思いを振り返る際に「自殺妄想」という言葉を使っていたのですが、いまでは「希死念慮」という表現が「自殺妄想」という言葉よりも使われるんですね。「自殺妄想」というと、いろいろ非現実的なことを考えているようにとられるので「希死念慮」という言葉に取って代わられつつあるのでしょう。

現状の認識などには幻聴や幻視などもなく、どうしたら死ねるかについても妄想はない。しかし自分は生きていられないという考えが絶えずおこってくる。それから、これは重要ですが、そのような思いを抱いていても誰かに救ってもらいたいとも願っているのが、おそらく希死念慮にとらわれた人々の気持ちではないでしょうか。

さて当時の話に戻りますと、幸いにして自殺の本格的な試みはなかったのですが、家内と道を歩いているときに綱があるとそれにすがって一種のシミュレーションの仕草をしたことはありました。希死念慮があることを周囲に知らせようとしたこともあったように思います。とにかく自殺したいという心がどこかに絶えずあって、しかしただ死にたいという考えだけでなく、その状態から救ってくれる人のあらわれることを実は願ってもいる複雑な状態でした。

いずれにせよ、希死念慮が強くなると、たとえば電源コードとか、浴室とか部屋にあるあらゆるものが凶器に見えてきて、抗うつ剤をたくさん飲んだらどうなるかなどと考えていました。その時は家内が、「それであなたが死ねればいいけれど、そうでなくて廃人になって生きながらえる可能性もあるのですよ」と言ってくれた。

しかし、希死念慮の衝動でいちばん怖かったのは、入院する前の１９８６年、ニューヨークで一人になった時のことです。家内が、日本の女子高校の同窓会のためにニューヨークに行くというので一緒について行きました。同窓会に同伴する気持ちももちろんなく、その間、数時間一人で近所を歩き回っていました。そしてリンカーン・センター近くの地下鉄の駅で家内を待っていたとき、地下鉄に飛び込んでしまいそうな衝動に駆られたのです。

ようやっと我慢して、地下鉄から階段を上って地上を歩き出すと、地面に急に強い風が吹いてきて、その風が希死念慮を吹き飛ばしてくれた。これで大丈夫、これで無事だと再び地上を歩き出したときの、外からの風がとても気持ち良かったことを覚えています。

そんなことがあったものですから、これは入院するしかないと強く思った。「いますぐに助けが必要だ」と家内が医師に電話をして、彼の推薦でイェール大学ニューヘイブン病院に入院させてもらうことになったんです。したがって「ケミスト」などと失礼なことを言いましたが、彼はそういう意味では命の恩人なのです。

入院してからは、自殺することができるような環境から隔離されましたし、入院の日を除くと自殺したいという衝動も願望も消えました。しかし、学者や教師として一応一人前に回復するためには、10年、15年の時間がかかりました。そして、学者として創造的な研究に近いものが手につくようになるまでにはそれ以上の時間がかかっています。

内田　絶対に飛び込んではいけないと理性ではわかっていながら、飛び込んでしまうかもしれない。自分のコントロール下にないような衝動が強くなっていったのは、とても怖かったのではないかと思います。

浜田　僕は地下鉄に乗ったかどうかも覚えていない。ただ、地下鉄が走っているところに飛び込んだらどうしようという不安がもたげていたわけです。まさか飛び込むとも思えないけれど、安全ではなかった。地上に上がったら風を感じて、これで僕も命拾いしたんだなと思った。神に感謝しました。

内田　とても強い衝動や悪い考えから抜け出されたときの視覚化は非常に重要ですね。地下鉄から上がってきて風を感じて、取りつかれていた悪いものから頭が解放されるというイメージ。そうやって実際に思い描くことができる視覚的なイメージは、心にもプラスに影響するはずです。逆に、何かから抜け出せないような気がするときこそ、まずは屋外に一歩出て日光を浴びたり風を感じてみたり、文字通りに外の空間へと抜け出してみることが大事だと思います。あるいはシャワーを浴びて嫌な気持ちを洗い落とす、ランニングをして振り落とすなどもいいですね。

英語では grounded と言いますが、地に足がついている感じをもってみること。患者さんとの会話でもよくお伝えするんですが、文字どおり地に足をつけて、そこに根が張るようなイメージを持ってみること。「私はここに存在している」「確かに地に足がついている」という思いで重力を感じ、力を入れて立ってみる。すると突然、「あ、大丈夫」と思えたりすることがあるわけです。いつでも効くわけではないんですが、でも危機を抜けるためには、こうしたちょっとしたことが大きな役割を果たすこともあるんですね。

周りから「だめな人」と思われている気がする

内田　自殺したいと思われる気持ちについてもう少し伺いたいのですが、まずシンプルに、どうして死にたいと思われたのでしょうか。いまの辛い状況を終わらせたいと思うのか、あるいはほかの人のために自分がいないほうがいいと思われたのか。

浜田　頭が圧迫されるような辛い思いから解放されたいという思いでした。いつ死にたくなったかは実はよくわかりません。徐々になんとなく人生が灰色に見えてきて、外国の大学に呼ばれて、こんなことになって自分はこれでよいのだろうかと考え出したのです。

　日本に残るように、先生方、研究仲間たちからも家族からも引き留められたのに、それを振り切ってアメリカに来てみたら、日本にいた頃のように研究ができなくなった。当時、先生や友人たちに、浜田はイェールに行かないで東大に残って教育せよと言ってくれた人がいたのに、実際にはアメリカに渡ったので、いろんな迷惑をかけたんだと自分の責任のように思ってしまいました。

普通に考えれば、どこに住んでもいろいろな社会の制約があります。東大では自分が数年に一度海外に出たいと思ってもなかなかそれができない。イェールに移ることで、それが実現したわけですけれど、せっかくみんなに理解してもらうように努力して説明して気を遣ってきたのが、その結果、ただ病気になったのでは、なんでアメリカにやって来たのかわからない。そんなことを考え出すと講義もできなくなってきました。

こちらの大学院で研究者になる人を教えなくちゃいけない。研究者になるためには、学問の先端を教えなくちゃいけない、と思ったのはわたくしが日本的学者になりすぎていたからでした。この点で日本人の学者はいつも観客で自分の演技ができないといった先学の教えは的確です。そうなると、同僚のリーディングリストを見て、こういうことを教えられなければならないとナンセンスにも思い込んでしまったのです。

いま考えれば、イェールのほうでは、政策問題に対するゲーム理論の適用といった皆の常識から少し外れるようなことを研究しているわたくしを見込んで、それを議論したかったはずです。アメリカの大学院の教材の数式的知識や標準的知識を私が教えることは期待されてなかったのです。専門にしていた国際経済におけるゲーム理論などを伸び伸びと教えていればよかったのです。普通ならそう気がつくはずが、やはりうつが影響して頭が柔軟に対応できなくなったのでしょう。講義をしていると、学生のほうが自分よりもできるのではないか、学生に笑われて逃げられてしまうのではないか、という思いに苛まれたのです。

　これはわたくしの回復過程の話ですが、東大の宇沢弘文という世界の数理経済学者の第一人者が心配して、「彼は日本に帰ったらどうかね」と言ったら、トービンさんは「いや、イェールでも面倒見るから安心せよ」と言ったという話もあったと後になって宇沢先生から聞きました。

　病院の外に出ることができるようになってからは、病院の近くにイェール生協の本屋があり、そこでうつについて書かれた本を探して立ち読みしたり買ったりしていました。知人に偶然出会うと、本を隠したり、あるいは知人に見つからないように隠れたりしたこともありました。

うつの時の思考回路

内田　うつ状態にあるときには、多くの人が、周囲の知らない人まで自分のことを「だめな人」という目で見ている気がするとよくおっしゃるんです。自分の置かれた状況や、職業をはじめ何も知るはずのない人でさえ、それこそレストランで初めて会うような人ですら自分のことを軽蔑した目で見ている、そればかりか常に監視されている気がするという方も結構いらっしゃいます。

これはつらいと思います。私たちは誰でもみんな多かれ少なかれ、他者から尊敬されたり感謝されたりすることに喜びを感じながら日常生活を生きていると思います。それにもかかわらず、私たちの脳が勝手に判断して、尊敬もされなければ感謝も受けられるはずがない、といった逆のシグナルを送ってしまう。なかなか抜け出すのが難しい状況だと感じます。

また、様々な表情の顔写真を子どもたちに見せ、脳がどのように反応するかを実験した私のグループの研究でも、こういった脳の機能を説明する結果が得られました。うつ病の生物学的なリスクのある子どもは、「嬉しい」などのポジティブな感情の顔写真よりも、「怖い」「怒っている」などのネガティブな表情の顔写真を見たときの方が、脳の中で感情を作り出す扁桃体という箇所が活性化するのです。このように、うつ、あるいはうつになりやすい脳は、どうやら周りからのネガティブな刺激に感情的に反応しやすい機能を有するように、生物学的にプログラミングされているようなのです。

浜田さんがトービン先生と出かけられて大学院生に見られているような気がするとか、自分を悪く見ているのではないかと思われたことも、同じように説明できるかもしれません。もしかしたら周りからの小さなネガティブに思える刺激に扁桃体が過剰に反応し、「自分を悪く思っているはずだ」と思ってしまう思考回路ができあがってしまっていたのかもしれません。それはとても苦しい経験だったでしょうね。

浜田　私にゲーム理論を教えてくれたハーバート・スカーフ教授の夫人、マギー・スカーフは偶然にも女性のうつを描いた『*Unfinished Business*（やり残した仕事）』という当時のベストセラー本の作者でした。例えば親殺しのエディプスのように、経済学では予言があるとそれがその結果を生んでしまうという「自己充足的予言」という概念が重要なのですが、彼女の本にはうつ患者が悲観的な予測をするとそれが全く当たってしまうという例が書かれています。

内田　確かに、「できない」と思いながらではできないことも「できる」と思ってやってみるとうまく行くことはありますよね。どんな難題であっても、「できるはずだ」と思えれば、「突破のための方法を考えよう」などと思考転換できるものです。でも逆に「できないだろう」といった悲観的な予測からスタートすると、新しいチャレンジに挑むことも難しければ、壁にぶち当たったときには辞めてしまいたくなる。うつの状態は「できないだろう」といった不安や諦めを増強するので、それが関係しているのかもしれませんね。

あるいは、うつのときにはネガティブな出来事に視点が行きがちなので、実は良いことが起きていても、自分の悲観的な思いや周りの悲観的な出来事により焦点が当たって、そう感じるところもあります。

アメリカの褒める文化

浜田　もう歳ですから、なかなか精力的に仕事ができませんが、それでも自信が戻ると感じるのは、誰かがなんらかの形で自分の仕事を偶然に褒めてくれ、それが単なるお世辞ではないと感ずるときです。私はアメリカの褒める文化の中での生活が長いわけですが、日本の先生はあまり褒めないですよね。
その点、トービン先生は非常に褒めるのがうまくて、しかも褒めにくい点も上手に褒めてくれるんですね。それと同時に、院生の仕事の不備もちゃんとわかるように指摘した上で褒めることを忘れない。この点はもうちょっと考えてみたら、と次の進歩への飛躍をうまく示唆してくれる。僕の父は教育者、教育学者でしたが、日本へ帰ると、父から「宏一はトービンに習って人を褒めるのがうまくなった」と言われたことがありました。お互いにいいところは褒め合って、競争すべきことは競争するという社会に日本ももっとなってもいいと思います。

逆に言えば、日本は年寄りのおじいさんであればそれだけでいいような世界ですよね。物理学者の湯川秀樹さん、それから青木昌彦さんという日本企業の特性を明らかにした経済学者も言っておられたそうですが、「日本は誰でも『先生、先生』と言われて安住してしまうので仕事が伸びないのです」と。

内田　共感することはたくさんあります。まずうつ状態で周りから自分はだめだと思われていると感じる時は特にそうですが、そうでない時でも何か褒められるとか感謝されるのは誰もが嬉しいものなので、ポジティブな気持ちを遠慮なく相手の人に伝えるのがいいですよね。

何も師弟関係のような特別なものでなくても、道端で会った人に「Hello. How are you?」と笑顔で言うだけでも、その挨拶に救われる人もいるかもしれないし、「そのコート素敵だね」と自分が選んだ衣服などを褒められるのも嬉しいですよね。アメリカでは街中を歩いていると「あなたの笑顔を見られたから今日がいい日になったわ」なんて言ってくれるおばさんがいたりして、誰かに関心を持たれたり感謝されるのは、人間のコアな部分に響くと思うんです。

「アメリカ人は褒める部分を見つけてそこを的確に褒める」と言えば、私もひとつ思い出したことがあります。最近、バレンタインデーにあわせて小学校2年生の長男が学校で出された課題が、「クラスメートのいいところを褒める」というものだったんですね。誰かひとりクラスメートの名前が書かれた紙がそれぞれに渡されて、受け取った人はその子に関する褒め言葉を考える。「その子ならではのいいところ」を探して、具体的に褒めるポイントを3つ手紙に書き出し、それをクラスのみんなの前で読むという課題だったんです。

　息子に当たったのは、息子があまり話したことがない子でした。それで、その子のいいところはどういうところなのか、私も一緒になって一生懸命考えたんです。「友達があの子についてこう言っていたのを聞いたことがある」とか、「そういえば、あのとき、こんなふうに声をかけてもらったことがあった」とか。そうやって見つけた一つひとつを手紙に書いて読み上げたら、彼女はそれをとても喜んでくれたみたいでした。

逆に、息子の名前が当たったクラスの女の子は、「足が速い」「授業中に先生からあてられると意味のある発言をする」とか、「絵がうまい」「転校生としてやってきたのに、いろんな人に話しかけているのがすごいと思う」と、これまた具体的なことを褒めてくれて、とても喜んでいたんです。

この課題が素晴らしいと思ったのは、「あなたナイスだよね」という誰にでも言えるような一般的な褒め言葉ではなくて、「特定の人を具体的に褒めるところを見つけてくださ い」という課題だったからです。そうやって人を褒める練習が子どもの頃からできるのは羨ましく思いました。

浜田 アメリカのいいところはそれだと思います。アメリカは人種問題、銃砲管理の問題、政治独裁が生まれそうな心配とかいろんな問題を抱えていますが、どのような相手に対しても、自分の感情や考え方を素直に伝えるところがよい。そして、相手ににこりと笑いかけるところがいい。

うつになると知能は衰えるのか

浜田 それで、舞さんにお伺いしたいのは、うつになると知的能力は衰えるのか、ということです。僕自身は不安心理に情緒が影響されても、知能は影響されないと思っていましたが、研究能力が愕然とするほど落ちましたので、うつが知的能力にも影響したのかと思うようになりました。

内田　そうですね。うつ状態のときは、いわゆるＩＱの意味での知能は落ちないものの、情報処理能力やそのスピードはかなり影響されるんですね。英語では executive function、いわゆる「実行機能」「遂行機能」がガッンと落ちてしまうんです。

例えば大きな情報を得たときに、私たちは知らず知らずのうちに、それを小さい単位に分けて理解しやすいように工夫しています。あるいは何か大きなプロジェクトに取り組むとき、それを無意識に小さいタスクに分け、順々に取りかかって全体を終えるといった処理をしています。ところが、うつ状態の時には、この作業は終えたから次の作業に移ろうとか、この情報はこの問題を解くために頭の中にとめておかなければならない、といった情報処理のための脳の機能、ワーキングメモリーが負の影響を受けてしまうわけです。

このように知能や知性は変わらないのに、日ごろ普通にできているはずの、何かの作業を遂行するための能力が落ちてうまくできなくなるという経験は、多くのうつ病の方がお話しされます。

例えば会話のなかで普段はパッと何も考えずに言えていたことが、「あれ？　いま何を考えていたかな」と急に出てこなくなったり、会話の途中で「何の話をしていたんだっけ」と話の筋を見失ったり、本や活字を読んでいても全然頭に入ってこない、ただ文字を追っているだけのように感じられるということもあるかもしれません。あるいはもっと重症な例だと、子どもに服を着せるときに、毎日やっていたはずのボタンの留め方がわからなくなってしまうと訴えられた患者さんも過去にいらっしゃいました。

浜田　僕も、うつになっても式の計算のようなことはできるんですけれども、研究を面白く前進させるための力が落ちたのを感じました。研究というのは一見異なるところ同士を結びつけて発展させる類推や対比の思考ができなければいけない。しかし、うつになると、創造力がどうも不足してしまって、それまでのように研究ができなくなった。

だからいちばん迷惑をかけたのは博士課程の学生たちですね。彼らは一生懸命勉強してくるし、普通のことは一通りできる優秀な学生たちですけれども、彼らが自分自身の研究領域を上手く見つけたり、類推や対比をするという研究の創造的なところを指導するのが難しくなったんです。

でも今の話は非常に重要ですね。うつで簡単な計算力のようなものが落ちるとは限らないけれども、概念、アイディアをどう創造して、それをどうマネージして学問的な生産的なことに結びつけるかという能力が落ちると。すると学者にとっては、論文を書いたり、学生を指導したりするときに、致命的な場合もあり得ます。

私がうつになってから、世界的に有名な経済学者のポール・クルーグマンがイェールにセミナーに来ましたが、そのとき私は修士コースを彼の国際経済学の教科書を使って教えていました。そこで、私は彼の教科書のモデルについて些細なことを質問したら、「コーイチはそんなことでなくもっと大きな問題、政策の問題を考えてほしい」と言われました。やさしく言ってくれたので全然叱られた気はしませんでしたが、私の精神状態をよく示していた助言と思います。

イェール大で１９６５年に29歳でＰｈ．Ｄ．をとってから、86年にうつで入院するまでの約30年間に私が出版した——その多くはレフェリー（論文査読者）審査済みの——英文での論文集は、７４２ページにものぼります。その後の学術論文は集めてもおそらく2けたのページ数と思います。確かにその間大部分の時間を学問より政策論争に使ってきたとはいえ、「うつでなかったら理論でもまだ何かできただろうに」と欲張りな気持ちも湧いてくるのです。

第3章　入院生活を語る

アメリカのもう一つの顔

入院生活の始まり

浜田　そんなわけで、希死念慮も昂じて、いよいよ日常もままならなくなり、自分から希望して入院することになりました。その日の話をしておきましょうか。

イェールの病院の隣には大きな駐車場があって、そこに家内の運転する車が入っていくとき、これが地獄への入り口なのかという感じがしました。これからの日々に自分は耐えられるのだろうかと不安な気持ちになったのを覚えています。それとともに、これで自分は自殺しないで済んだという、安堵の気持ちも片方ではわずかながらありました。病院に入るとちょうど夕方で、精神病棟の入り口にある窓は広く、そこから大きな赤い夕日が見えました。夕日を眺めながら、自分はここから出てまた日常に戻ることができるのだろうか、と感じたのが強く印象に残っています。夕日の美しさと不安が対照的でした。

入院の日は普通の精神病棟に入る前に、4、5人で集中治療室に入れられます。「私のキャリアは終わった。反対を押し切って、家族と一緒にイェールに来るなんて大きな間違いをしてしまった」などと口にして興奮気味だったので、神経を落ち着かせる薬を渡されて飲みました。そこで看護婦（当時の時代状況に照らして、ここでは「看護婦」と記します）

さんに「自殺はしませんね」と聞かれたので、「１００パーセント断言できないけれども」と正直に言ったところ、「では今日は集中治療室には行かずに、目の届く踊り場で寝てください」と言われたのを覚えています。それから数日後、一般病棟に移ることになりました。

まずは看護師のインタビューを受けて、私の半生を洗いざらい話しました。子ども時代のこと、思春期のこと、結婚や仕事についても。家内や親しい友人にも話したこともない内的な葛藤や私的な秘密も話すことになりました。

集中治療室では、薬物療法、認知行動療法のほかに、患者同士が話しあいながら医師や看護師が介入するグループ療法があります。そこで、各人が自分の状況を話すよう促されるのですが、入院の翌日、その輪に入ってみなさいと言われました。そこで、おそらく躁状態にあった中年の女性が、ノンストップで実にいろんなことを話すのを見て圧倒されました。日本の中年女性では考えられない迫力に驚くとともに、自分は大変だと思っていたけれど、大変なのは自分だけではないことを思い知らされました。

しかし、大学教師として人のスピーチを要約したり、ディスカッションの間で人の意見にコメントするのに慣れていたので、その癖が出て、無責任な第三者的なコメントをしたら、「コーイチは自分のことを考えなくていいのか。人のことだけを批判していていいのか」と医師にたしなめられたりもしました。

病棟には医師の他に看護師も数人いて、ほとんど女性でしたが、女性の看護婦さんが気づかないことをよく考えてくれる男性の看護師さんにも世話になりました。それぞれ大変な状況を抱えた人たちが来て、精神的に苦しい状態が爆発して、感情をぶちまけるようなこともたくさんある。でもそれぞれの話に耳を傾け、嘆く人をなだめたり励ましたり、リラックスさせたり心を砕いてくれるのが看護師でした。何が自分のうつを快方に向かわせてくれたのかをはっきり言うのはむずかしいですが、看護師たちとの会話に大いに助けられたのは間違いありません。

薬をもらいに行くということ

浜田　それにしても、一日というサイクルで入院生活を思い出すと、うつといってもずっとうつ状態が続くわけではなく、一日のうちにもアップダウンがあるわけですね。

内田　朝がつらい人もいれば、夕方になればなるほどつらくなる方もいらっしゃいます。

浜田　さきほども話しましたが、僕はどちらかというと、朝からお昼ぐらいまでが辛くて、それが終わるとずっと楽なパターンでした。
　ともかくマイナー・トランキライザーは依存性があるから良くないと「ケミスト」の医者に言われていたので、なんとなく自分の心の状態を自分でコントロールできずに、それに頼るのは非常に恥ずかしい、つらいと思う癖がついていました。だから毎朝今日は薬なしでがんばろうと思うわけですが、我慢していても途中でダメになるので仕方がない。それこそ神前にお参りに行くような気持ちで「お願いします」と医局の看護師のところへ行くと、断られることはまずない。だから、いつもいちばんミニマルなロラゼパムを１錠もらっていました。飲むと落ち着いてくるのですが、もらいに行くのに敗北感がありました。

内田　これは頓服で出されていたお薬ですよね。他にも抗うつ剤などの毎朝飲む薬もあったかと思いますが、そのような毎日定期的に飲むもの以外に患者さんが必要なときに必要があれば処方される頓服の薬があります。例えばロラゼパムなどの、パニックのような不安を抑えてくれる薬は頓服としてよく使われる薬で、一日の中で我慢できないつらさを感じたら看護師に言いに来てくださいね、という出し方をされることが多いと思います。

浜田　そういうことです。この薬一つをとってみてもそうですが、入院生活を通じて日米の文化の違いを感じました。

日本では職場や学校などで何か不満なり文句を述べても、「そうは言うけれども、あなたにはこういう問題があるでしょう」と論点をすり替えて、逆にこちらが責められたりして、あまり問題を正面から受けてくれないことが多いものです。しかし、アメリカではそういった相談をした際には、「そんな問題があるなら、相手に改善してもらえるように交渉してみたらどうですか」「自分の問題なんだからもっと能動的に取り組みなさい」と促されるんですね。

それは病院でも例外ではありませんでした。入院生活においては、頓服の薬が必要かどうかを患者である自分自身で判断すること、必要な時には能動的にもらいにいくことが求められ、診療の過程でも患者が能動的にふるまうことが求められるのです。医者が言うから従う、看護師が言うから従うという姿勢はあまりありませんでした。

内田 そうですね。アメリカでは患者さんが自分の感じていることを医師や看護師に伝えるのは自分自身の役割であると感じていることがよくわかります。

診察の場では、患者さんの症状の訴えに対して、医師なり看護師さんから「それは○○かもしれないから▲▲という治療を試すのはどうだろう」といった診断と治療方針の説明がなされますよね。それを受け入れるのが自然と思われるかもしれませんが、そこで患者さんが医師の言うことにズレを感じたら異を唱えてもいい。アメリカでは「いや、私は□□と感じるから、▲▲ではなくこうしてみたい」と患者さん自身が意見を述べることが多いですね。

自分の運命は自分が所有する（own）ということを「オーナーシップ（ownership）」と言いますが、アメリカでは大切にされている考え方です。

浜田　なるほど、それはそうかもしれません。私も患者さんと医療チームの関係や、患者が自らの治療に意見をすることが期待される仕方に驚かされたわけです。

世界から隠れられる「安全な天国」

浜田　はじめに入った集中治療室は、複数の医師と看護師がチームで診ているところでした。生活のペースは速く、まるでジェットコースターに乗っているようで、食らいついていくのがやっとでした。でも次第に、「ここは安全な天国だ」という心地がして来るのです。世界から完全に隠れることができるシェルターのように思うようになったんです。

それから6日後に、いろんな人がより長期に治療を受けているうつ病の病棟に移りました。うつ病棟には15人以上の患者がいたと思いますが、病室はイェールの数学科の若い講師の人と一緒でした。ロラゼパムの必要性は相変わらず続いていて、それなしにはやっていけない感じはしていました。しかしこのうつ病棟で、アメリカ人の庶民の世界というものに初めて触れたような気がしました。大学院留学の際に学生寮に住んだことはあったのですが、家族でアメリカに来てからも日常付き合うのは、ほぼ日本語でやり取りする「日本の世界」に限られていたんですね。でも病棟ではすべて英語で、いろんな人とやり取りすることになりました。

例えば、病棟にはテレビが一台あるわけですが、そこでどのチャンネルを見るかというチャンネル争いが生じるわけです。私のようなリベラル系がすこしそれに近いCBSを見ようとしても、おばさんたちも含めていろんな人たちがニューヘイブンに拠点のあるABCで放映しているニュースや娯楽番組を見たいので、チャンネル争いにはなかなか勝てません。しかしあるときは、ピアニストの女性患者とチャンネル権を獲得して、ウラジミール・ホロヴィッツの音楽教育番組を見たこともありました。

患者たちは同じところに住み、病院食を食べているので、4、5週間いるとだんだん病院の食事にも飽きて、外のピザを注文して食べようと誰かが言い出すのです。症状が軽く、外出許可が出ている患者がピザの買い出しに行ったりしました。またボールらしきものが手に入ると、あまり衛生的ではないのですが、病床近くでフットボールのまねごとをしたりしたこともありました。病院の食事がまずいと言いながらも、このころ日本からイェール大に研究員となって来た人からは「浜田さんは丸々と太って退院してきた」と言われました。

それから、僕は留学していた大学院時代の寮生活のときから、ルームメイトに「コーイチはいいやつだけれども、部屋の整頓がめちゃくちゃだ」と言われたことがあったんですが、うつ病棟でもやはり自分よりずっと若い患者から同じことを言われました。「洗面の後に、あなたはどうして整頓できないの」といま再婚した妻に言われているのとまったく同じことです。

あるいは病室に当時高校生だった息子が訪ねてきたとき、宿題でも見てやったのでしょう。「算術、数学ぐらいは教えられる。うつ病になって仕事ができなくなったら、予備校の先生になられるかな」と冗談を言ったら、家内に「とんでもない。予備校の先生が高給を稼いでいるのは講義がうまいからで、大学の先生じゃ務まらない」と言われたりしました。

内田　奥さま、うつで入院されている浜田さんにも容赦ないですね（笑）。そんなご冗談を言い合えるのも、病棟の中での安全に自信をもてたからかもしれませんね。お子さんや奥さまが訪ねられて、どう感じていたか聞かれましたか。

浜田　あんまりいろんなことは言いませんでしたが、見舞いに来てくれたある友人が病気を気にして大げさに激励してくれたのを、息子が「あんなに調子良すぎる人も問題だ」と言ったことはありましたね。

　家内はアメリカ留学を体験していたので英語もできるし、入院先に料理を持って毎日のように息子と一緒に見舞いに来てくれて、非常に助かりました。病棟の中には、突然亡くなったお母さんに親孝行できなかったことを気に病んで、毎年命日がやってくると重いうつになってしまう女性の患者さんがいたのですが、家内は彼女にいたく同情していて、私より彼女にたくさん話しかけていてねたましさにも似た気持ちを抱いたりしたこともあります。

　毎日見舞いに来てくれるのはありがたいが、気持ちの中心が私にあるのかなとふと感ずることもありました。

内田　奥さまとしても浜田さんにどうにかよくなってほしいと願いながらなかなかうまくいかない中で必死だったのではないかと想像します。

浜田　そのころの日本の夫なんて仕事さえうまく行っていれば、後は妻子がついてくると思っていたわけです。そんな国民性の差に今アメリカ人の妻を持つと強く気づかされます。

また、仕事に夢中になると、他のことを全く忘れてしまう性分のせいかもしれません。助手時代に研究室が同室だった友人からは、毎日、一、二回、「浜田さんは研究室にいても、研究上なにかに夢中になると心が全く居場所から離れてしまって、事実上、部屋から不在となるときがある」と言われていました。自慢できませんが。

さまざまなセラピー

浜田　うつの病棟の平日の昼間は、さまざまなプログラムがあって結構忙しかったのを覚えています。いろんなセラピーがありました。アートセラピーでは入院中に自画像を描いたこともありました。ミュージックセラピーは残念ながらなかったものの、うつを一番助けてくれたのは音楽でした。

内田　私がイェール大学病院の研修医だったときには、病棟内にピアノが置いてあり、誰でも弾いてよかったのですが、たまにすごく上手なイェールの学生が入院されたときなどは、みんな群がって聴いていたのを覚えています。

浜田　そうそう、私が入院した頃にも病棟に古いピアノが置いてあって、なんとはなしに僕がさわってもいい感じだったので、僕にも弾けるベートーヴェンのソナタ『月光』の第一楽章を弾いたんです。すると、ピアノ好きな医局の先生がそのあとに続いてピアノを弾かれることもあって、たのしかった。

内田　素敵ですね。自画像以外にもお父さまのポートレートを描かれたという話が手記にありました。

浜田　自分でははっきりとは覚えていないんですが、そうだったかもしれません。僕が日本にいないときに父も少しうつだったらしいのですが、親はどんなことを考えているのかなと思って描いたのかもしれませんね。

内田　手記に書かれていたのは、1960年代、学生たちが学生運動をしていた時期、お父さまが勤められていた横浜国大の学生寮にご家族で住んでいらしたけれども、学生たちが自分のことを悪く言っているのではないかとお父さまは感じられて、それを聞いたお医者さんは被害妄想的だと診断されて薬を処方された時期があったと。そのことを思い出し、ご自身の状況と重ねながらお父さまの顔を描かれたとありました。

浜田　すっかり忘れていました。それがきっかけで横浜国大の寮から鎌倉の材木座に家族で引っ越したんです。私がイェールの大学院に留学していた時期の話です。うつになってから、失礼にも「ケミスト」と呼んでいた薬の好きな先生は「薬の効き方も遺伝するので、コーイチに効く治療のヒントになるかもしれないからお父さんが飲んだ薬を調べなさい」としきりに言ったけれど、わからなかったですね。父にも確かに多少神経症的なところがあったと思うんです。

内田　確かにうつや躁うつ病というのは遺伝要因がとても強い疾患でもあるので、お父さまも経験されていたのなら、きっと遺伝した脳機能の特徴があったのでしょうね。さらに、もし同じような症状で苦しまれたご家族がいる場合、やはり遺伝要素から脳の特徴が似ているために、その方に効いた治療がそのご子息たちにも効く可能性もあるわけです。私も診察の中では患者さんに家族歴について聞きますね。

しかし、お父さまの時代というのは、よっぽどのことがない限り精神科で診断をされることもなかったと思うので、調べようと思ってもわからないことも多かったでしょうね。

浜田　まあ、そうですね。それで退院の日が近づいたころ、驚いたことに病院にはチャペルがあることに気がつきました。キリスト教の影響のある家庭に育ったので、いま教会に行ったらどう感ずるのかなと思って、チャペルに出かけてみました。しかし頭がぼうっとして、牧師さんの言うこともすっきりと受け止めた感じもありません。ただ宗派を問わず、教会で賛美歌が鳴り、心が澄んでゆく感じは好きで、それはこの時にも感じました。

それから、この話が日本の読者を助けるとは思えませんが、『ナルニア国物語』の作者であるC・S・ルイスは、奥さんを失った悲しみを『悲しみをみつめて』という本に書いているとカトリック教徒の現在の妻キャロリンに教えられました。

最近読み返してみると、新たに感じることもありました。神は、あるいは運命の女神はすばらしい幸運や能力を我々に与えてくれるが、それとともに変わった遺伝子などで不幸をもたらすこともある。だから簡単に神様を恨んだりしてはいけないとあったのは心に響きます。特に舞さんに「躁うつ病に遺伝は無視できない」と言っていただくと、それはそれで納得できるように感じます。

ゲームの効用

浜田　それで病棟での平日は主治医やソーシャルワーカーと話す時間もありますし、グループセラピーやアートセラピーなど、いろんなプログラムがありますが、週末はやることが少なく、うつ病患者にとっては心配事を考えあぐねる、つらい時間だった。

そこで、それまで遊んだことのなかった室内ゲームもささやかな楽しみでした。モノポリーをしたり、おばさまたちとスクラブルというクロスワードパズルのようなゲームもしました。スクラブルは英単語を作るゲームなのでハンディがあり、外国人割引で辞書を使わせてくれと言ったらみんなに拒否されてしまって。

内田　使わせてくれるべきですよね（笑）。英語が母国語ではないディスアドバンテージの中でクロスワードパズルをしているんだから。

そして、「退屈はうつの最悪の敵」と言うこともありますが、うつ気分を抱えながら何もスケジュールされていないときというのは本当に過ごすのが難しいですよね。辛い思いから気をそらすことも難しいし、不安な考えを反芻して止まらなくなってしまうこともあります。そんなときに少しでも何かのプロジェクトに取りかかったり、誰かと関わることが役立つものです。きっとボードゲームにはそんな役割があったのでしょう。

浜田　さらに、ゲームとは不思議なもので、頭の中に心配事が多くても、それを忘れさせてくれる。実はイェール大に移籍して、うつで悩んでいる時期に、一度だけ私の頭が完全にすっきりしたことがあります。同僚の台湾出身で後に台湾の李登輝総統のアドバイザーになったジョン・フェイ教授から、「妻が夕食を作るので、家で碁を打たないか」と誘われたときのことです。ピアノでショパンのワルツをほれぼれとするように端正に弾く先生で、私にはうらやましい限りでした。囲碁の力量は同じぐらいだったと思います。

真夜中まで囲碁に興じた日の翌朝、わたくしはすべてうつの症状がなくなり、頭のモヤモヤが綺麗に晴れて、頭が完全にすっきりしたと思いました。これはどんな薬よりも治療効果を感じた体験でした。そこで「これを続けるにはどうしたらよいか」と真剣に考えるべきでしたが、翌々日からはまたうつが戻ってきました。効果は長期的に続くものでなくとも、日本の中高、大学には将棋部や囲碁部がありますし、ゲームの効用を科学的に調べて、学生が楽しみながら精神の健康に役立てるよう考えなくてはいけないと思います。

前にもお話しした通り、日本にいたころもたまに父と碁を打って、不安を解消していたことがありました。このように囲碁将棋に治癒的な力があることに、日本棋院や、日本将棋連盟はもっと注目していいのではないかと思っています。もっとも、プロ棋士の世界ともなれば、それが仕事なのでまた別の難しさがあるだろうことは言うまでもありませんけれども。

内田　それはぜひ科学的に解明したいですね。新しい研究テーマを提示していただいた思いです。

最近、私の夫の親戚が5世代で総勢70人も集まったことがあったのですが、夫の直接の家族は知っているものの、多くは初めて会う人でした。そして、この大勢の人たちが互いに打ち解けるのに大活躍したのがゲームだったのです。

　夫の叔母と従兄弟が先導して、一人が自分について2つの嘘と1つの真実を言った後にみんなでどれが真実かを当てるゲームをすると、それが互いのことを知るきっかけになりました。ジェスチャーゲームで必死のジェスチャーが相手に通じると、知らない人同士で喜びあったりしました。「大人がゲームをするなんて」と最初は乗り気でなかった参加者も、始めてみると闘争心に火がついて、協力してストラテジー（作戦）を考えたり、運がまわってきたときの興奮を楽しんでいました。仕事や人生の目的と関係なく、ただゲームを純粋に楽しむというのはいろいろと良い効果があると思いました。

　私自身も子どもが生まれてから家でもボードゲームを楽しむようになりました。運任せの双六のようなゲームもあれば、先ほどお話ししたゲーム理論のような「協力型ゲーム」も、「こっちに置くべきかあっちに置くべきか」と考える頭脳派のゲームもあって、ゲームルールの設計の妙に感心させられます。

浜田　そうですね。こんな感じで、ゲームをしたりアートをしたりしていたのですが、ふとした瞬間に昔のことを思い出して、「あれはなんだったんだろう」と考えることもありました。例えば、アートセラピーの時間に、私が絵を描くなんて中学時代の美術の授業以来であり、滑稽だなと思いながら絵を描いていたら、意図せずに描かれたものがなんだか大仏のような姿だったんです。

　自分が描いた大仏のような絵を見た途端に、鎌倉に住んでいた子どものころに、毎朝瞑想のために円覚寺に行っていたことを思い出しました。しかし、私がすこしうつ気分になっていったときに、親は円覚寺には行かないようにと言いました。今から考えると、円覚寺は北鎌倉駅の近くにあるので、私が飛び込み自殺でもしたら大変だなどと思ったのかもしれません。そんなふうに昔からうつ症状があったことも思い出してきました。

内田　こうやって他の患者さんと交流をする中で、どんなことを感じられましたか？

浜田　私は精神科病棟に入院することはとくに恥だとは思っていませんでした。しかし初め何となく私は「普通」で、「たまたま入院が必要になっただけで、他の患者さんたちとは違う」というふうに考えていたかもしれません。しかし、病棟で多くの人と関わり、自分の現在と過去を振り返り、少しずつですが、私は「精神科の病を抱えている」ことを自分でも認められるようになっていったんです。

何週間か精神病棟に入院したことで、他の患者たちと生活をともにしながら学ぶことがありました。入院当初は、精神病にかかったということの惨めな気持ちと、入院後、何が起こるかについて不安でしたが、実際に入院してみると、段々と他の患者のこともわかるようになりました。ともに過ごすなかで、ここにやって来た私たちはみんな傷つきやすいが、かけがえのない人生があり、希望と夢を持ちつつ生きていることに思いが至るのです。いまはまだ問題を抱えていても、できれば通常の生活に戻って社会に復帰したいと皆が願っていることを、退院していく仲間たちを見送りながら感じました。

躁うつ病の診断とリチウムという福音

浜田　病院で日常的に接していたのはお医者さんよりも看護師さんたちですが、精神病棟にいる患者さん全体を管轄して定期的に巡回診察をしていたのが精神病棟長のクレイグ・ネルソン医師で、比較的短時間でも丁寧に診察してくださいました。

入院から少し経った4週間目ぐらいの頃でしょうか、私の回復が非常にゆっくりなのを見てとって、「うつ状態になる前に、元気がありすぎたというような記憶はありませんか」と聞かれました。考えてみると、入院する4か月くらい前の研究会で、そんなに相手を論破しなくてもいいような場面で、きつくなりすぎたことを思い出したので、「少しあったかもしれません」と答えました。「そうすると大うつ病ではなく、躁うつ病という診断である可能性があるから、躁状態と、躁うつ病のうつ状態にも効くリチウムを処方してみますか」といってリチウム塩を処方してくださったのです。

でも僕にとって不思議だったのは、リチウムを飲んだ翌日ぐらいに、気のせいかもしれないですが背骨がきちっと通って治ったような気がしたことです。そんなにすぐに効く薬はないだろうとも思いましたが、今まで他の薬では感じたことのない「何かいい方向に向かっている」という確信が持てた感覚でした。

そして、複数の薬を試してみても良くならなかったことで希望を失いかけていたなか、リチウムを飲んだ後に感じた回復の予兆が希望の光になった気がします。効きそうな薬があることがうれしく感じられたんだと思います。うつ病から躁うつ病へと診断が切り替わったのもよかったのでしょう。

内田　躁とは言っても軽躁状態だったのかもしれませんね。エネルギーの度合いが強いような状態。躁状態と聞くと、有頂天になったり、楽しくて仕方がないハイになっている状態を想像されるかもしれませんが、実は「怒り」というのも躁状態の気分の一つなんです。

先ほどおっしゃったようにちょっと攻撃性が出てくるとか、怒りのレベルが怒りを引き起こしている対象や事象に比して高いというのも、よくある躁状態の症状です。このように重症ではないけれど、ちょっと度が強い躁の気を、医学では〝軽躁状態〟と言います。

浜田　おっしゃるように「軽躁状態」と言われました。学者は明確に相手に対応したり、自信を持って発言する姿勢が求められるわけですから、軽躁状態はプラスに働くこともあるのでしょうが、ともかくリチウムを処方してくれたクレイグ先生が治るきっかけを作ってくださった恩人だと感謝しています。

内田　精神科の薬物療法では、もちろん臨床試験や薬の生理的なメカニズムなどのエビデンスをもとに臨床の判断をするのですが、「こうすれば絶対よくなる」「この薬を飲めば症状が緩和する」と確信をもった予想ができないことがほとんどなので、治療の過程は常に試行錯誤です。ただ、やはり試行錯誤の成功率を上げるためには、科学的エビデンスの知識と経験値がものをいいます。

例えば、浜田さんのように抗うつ薬にはあまり反応をせずに重いうつ状態が続いているということは、もしかしたらうつ病ではなく躁うつ病の可能性もあるのではないか、と考えるヒントになる。そこで、明らかな躁状態はなかったけれども、診察のなかで質問をしてみると「学会であんなに話しすぎて、攻撃性のある言い方をしてしまった」といった日常の言動に関する会話がさらなるヒントになって、「それは軽躁状態だったかもしれないから、抗うつ薬ではなく躁うつ病に効果的な気分安定剤のリチウムが効くかもしれない」と処方を導けることもあるわけです。これは躁うつ病についての知識と、診察の経験値がないとなかなかできないことです。浜田さんがそのような先生に出会えてよかったです。

浜田　リチウムのおかげもあって、5、6週間入院しているなかで回復しつつあると感じることができました。最初は入院することが怖かったのに、気づけば自分にとってそこは「安全な天国」になっていました。逆にその場を離れなければならないことにナーバスになりました。これで日常生活に復帰できるだろうかと不安に思ったことを覚えています。

内田　退院されるときのお気持ちというのはどのようなものだったのでしょうか？

浜田　退院は嬉しいのだけれど、嬉しいだけでなく、複雑な気持ちでした。退院後、家内はメイン州の海岸にドライブで旅行に連れて行ってくれました。買い物したり、特にカニの料理に醤油をつけて食べると非常においしかったのを覚えています。家内の方は、これからどうするかを考えるのに大変な時だったかもしれませんが。

大学の方は入院したため講義は病気休講となり、次の秋からの年度も春学期だけ教えればよいように取り計らってくれました。しかも翌年は研究者に対する博士課程の講義はなく、日本経済と修士のマクロ経済学を教えればよいということになったのでほっとしました。ただ、上級コースの教育を免除されたことが、将来研究者向けの講義に戻ろうとするときの壁となってしまったのです。うつの影響はまず教育の面に現れましたが、研究上にも現れたわけです。

退院後のうつの研究への影響

浜田　少し話が脇道にそれるようですが、研究に現れたうつの影響と言えば、私には忘れられないことがあります。私はうつになる前はアメリカのナショナル・ビューロー・オブ・エコノミック・リサーチ（ＮＢＥＲ：全米経済研究所）という今では１００年以上の歴史をもつ研究団体の研究員でした。

　この団体は、アメリカ最大の経済学の研究組織で、政策に対する科学的知見の生成にすぐれた貢献をしていることで知られ、アメリカそして世界の有力な経済学者が研究員（リサーチ・アソシエート）を構成しています。レーガン政権の大統領諮問委員長だったハーバード大のマーティン・フェルドシュタイン教授が所長を務めた歴史的な団体なので、その一員であることを私自身も誇りに思っていました。

ところが、これはわたくしがイェールに呼ばれて、精神病棟を退院してからのことですが、フェルドシュタイン所長からの手紙で、「君は研究員を辞職してほしい」と突然言われたのです。うつの回復過程で、研究能力をどうしたら回復できるかで一生懸命だった私には、博士候補者を教えられなくなったと同様に大きなショックでした。秘書も手紙を涙ながらに読んでくれたのを覚えています。手紙には、「これはＮＢＥＲはあなたと縁を切るという手紙ではない。いろんな会議には呼んであげます」とは書いてあったのですが。

ゲーム理論の国際金融に対する適用が話題になったときには、私はそのテーマで国際カンファレンスを開いて欲しいとＮＢＥＲから依頼され、イェール大に行く以前に実現しました。ところが、今考えるとこの絶好の機会を当時私は学問的に十分に生かし切ることができなかったように思います。

ゲーム理論は数学の一分野として発展してきたので、数学者の協力も得て学際的な大きな機会があっていいはずなのに、結構うまくいっていた私の研究の経済学的なメッセージが十分でないように思ってしまいました。私がほかのマクロ経済学者よりおそらくよかった視野の広さ、数学的な理解の強さをその時は十分に発揮できなかった。六本木の国際文化会館でもカンファレンスは開いたのですが、その議論でも学問的に十分にリーダーシップを発揮できなかったように思います。議論を集約した書物も刊行できなかった。
当時は希死念慮はもとより、躁うつらしき自覚症状は全く感じなかったのですが、いま考えると昔はあった新しいテーマに立ち向かっていく自分の姿が見られなかった気がします。その時から何らかの意味でうつが忍び寄っていたのかもしれません。情緒に問題がなかったことは明らかですが、知的能力に問題が生じていたのかもしれませんね。

内田　うつ症状の軽減や希死念慮がなくなったという退院までの経過は、回復における大きなステップであったことは間違いありませんが、「それですべてが元通り」というわけではなく、やはり回復の道のりはまだまだここからも続くのですね。

「人間の社会」とは――入院生活から見えること

内田　入院生活で浜田さんが獲得したこととして、躁うつ病への診断の転換とリチウムとの出会いは回復のために必要不可欠だったと思います。それだけでなく、いまのお話を聞きながら、入院を通じての様々なセラピー、さらには週末のボードゲームの時間、ともにチャンネル権を勝ち取った女性とピアノの演奏を聴かれたり、病院食に飽きた面々でピザを割り勘したりといった他の患者さんたちとの色とりどりの触れ合いも、きっと浜田さんの回復において重要な意味を持ったのだろうと感じさせられました。

入院生活は浜田さん個人の体験でありながら、こうやって語っていただいたお話のなかには実に多くの人が登場しますよね。このように様々な人たちとの交流が良くも悪くも誰かの心に大きな影響を与えることを考えると、集合体として生きる「人間の社会」って面白いものだなと感じます。

他の患者さんたちと暮らすなかで得られたもの、グループセラピーに取り組むことで感じられたところをお聞かせいただけますか。

浜田　グループセラピーについては、最初は日本人らしく黙っていることが多かったのですが、回復するにつれて、セラピーのセッションの中で人と人とのコミュニケーションの仲介者としての役割も時には果たそうと試みるようになりました。

患者たちがそれぞれ自分の状況を話すと、それに対してお互いに治療的なコメントをしてみたりするのですね。滞在が長くなってくると、患者たちもみんなグループセラピーに慣れてきて、互いの信頼も生まれ、セラピーの運営にも余裕が出てくるんですよね。何か目標を求めて、「私たちはここからどんな結論にたどりつけるのか？」といった質問も出てきたりする。

でも、セラピーのセッションよりも集団生活そのものが大きかったような気もします。はじめは病院に入って、しかもそれが精神科であることが怖いわけですが、3週間、4週間と病院で過ごすうちに、なんとなくみんなが友達に見えて面白くもなってくる。集団でいろんなインタラクションも生まれるようになる。

学者としての経験だけでは、これだけいろんなタイプの人と出会うことはなかったと思います。他にもいろんな病を抱えている人もいた。こんなに若くして薬物中毒で入院しなければならないのかと気の毒に思った女性もいたし、若いイェールの数学の講師もいました。

それから当時はエイズエピデミックが始まった頃なので、エイズ患者が入院してきたらしいとなると、「この手洗い場は使用禁止」といった張り紙が張られましたが、患者のグループから、患者にもその理由を知らせよという抗議が医師団に出されました。

当時のイェールの病院には、病院とは患者の共同体として民主的に運営されるという建前がありました。患者が患者に関わることの多くを決めるべしという方針が文書に印刷されていて、日々のあれこれについては患者の会議で決めるかのようになっていたわけです。そうはいっても治療については医者の言うことは守らなければいけませんから、まったくの虚構にすぎませんが、建前とはいえ興味深かったですね。

ゲーム理論、進化における他愛の精神

浜田　しかし、話しているといろいろなことに思いが及びます。例えばいまの政治経済、軍事に関していちばん大きな問題は、お互いが敵対しているところにどうやって協力を生むことができるかということです。この答えは私が専門にしていたゲーム理論でもなかなか十分には解明できていない。

例えばいまのウクライナの状況を見たときに、確かにプーチンのほうが全面的に悪いんだろうけれども、ウクライナも多大な死傷者を出しながら、単に抵抗し続けるだけでいいのかもわたくしには疑問です。イスラエルの問題も同様です。

内田　浜田さんが冒頭でゲーム理論の話をしてくださったときに、「ゲームのプレーヤーが自分のことだけを考えていたら社会で協力関係は成り立ちにくい」という話がありましたよね。お互いをケアしないといけない、相手があってのことなのだと。

浜田　ここでゲーム理論を詳しく説明する紙幅はありませんが、ゲーム理論は「協力ゲーム（cooperative game)」と「非協力ゲーム（non-cooperative game)」に分けられます。

今まで専門家は先に説明したナッシュの名前がついている「ナッシュ均衡」、人間が合理的で利己的に行動するゲームの研究をすることが主流でした。

例えばレジスタンス運動を行った2人の囚人が別々に捕らえられている状況を考えましょう。両者とも官憲に白状しなければ、2人とも自由になれるが、相手を裏切って自分だけ白状すれば自分は官憲から褒美をもらえてもっと有利になるという「囚人のジレンマ」というのが協力、非協力の問題設定のいい例です。利己的な2人の場合は、これが経済学者の標準的人間像ですが、その結果2人とも裏切り合うことになってしまう。

たしかに、多くの社会紛争がこのモデルで近似して考えられるのですが、普通は同じことを繰り返して行われます。ゲーム理論どうしでこのゲームを闘わせてみると、そうもならない。実験をしてみると人間は完全に利己的でなく、相手に共感を持つことがあり、そしてそれが社会を保っているらしいことがわかる。

まさに、舞さんが前著の『ソーシャルジャスティス』で書かれた、多くの人に必要な権利や機会が行き渡るために自分ができることを考えるという精神が重要です。舞さんの言う「ソーシャルジャスティス」がプレーヤーに備わっていると協力解を達成できるという見方が、近ごろのゲーム理論にも微かに出てきたようです。希望的観測かもしれませんが。

いままでのゲーム理論の伝統的な解決法は、相手の弱みをついて脅かしを続けると相手も仕方がなく協調してくるという考え方です。中国が台湾を攻めそうなときには、アメリカと日本が協力してそれを阻止しなければというのが、非協力ゲームの政治学への応用としての「抑止理論」です。日本の今の状況ではこれが重要です。しかし、先ほど述べたような考えからは、博愛精神にも注意が払われるようになっています。孔子の「己の欲せざるところは人に施すことなかれ」という言葉の内容は聖書の黄金律にもみられますし、イマヌエル・カントの倫理学にも共通します。

はじめは相手と協力するという前提で始めて、相手がひどいことをしてきたらしっぺ返しをする人のほうが、いつも強面の人よりも、ゲームを繰り返しやっていると最終的には成功する可能性が強く成績が良くなるという実験結果もあります。生物間の種の保存競争なんかでは勝負は1回では終わりませんから、ゲーム理論においてもそういう人、そういう種族が長く生き続けるという結論にもなるわけです。

内田　これは私がよく話すことですが、心理学用語に「他愛」、英語でaltruismという言葉があります。他愛とは、他の誰かを助けたり、誰かの力になれていると思えると、自分自身の精神衛生が良くなるという状態を説明してくれるものです。道に迷っていた観光客に道を教えたり、海岸のごみ拾いをした後なんかに、ちょっとほっこりいい気持ちになれたなんていう経験はありませんか。誰しも、小さいことから大きいことまで、この「他愛」の経験があるのではないかと思います。

もちろん私自身、それだけをモットーに生きているわけではなく、自分の好きなことも、自分勝手なこともたくさんしています。でも、精神科医としての仕事もそうですし、啓発活動もまた、「誰かのためになってくれたら、私もとても嬉しい」と私自身が思う「他愛」なんですよね。この本が精神医療についての読者の方々の理解を深め、誰かの気持ちが楽になることにつながるかもしれないと思えることが、私の心の糧になっているのです。

私たちの多くが「他愛」を経験しているのは、人間の進化と無関係ではないと私は考えています。「誰かのためになる行動をすること」が生存に有利になるから、人間は「他愛」の精神を発揮するように進化したのではないかと。進化の過程では、理論的には生殖と生存のためにならないことは淘汰され、ためになる特徴は種として続いていくはずです。しかし淘汰を経た後でも利他的な要素が脳の中にコアな要素として残ったのは、それが生物の生存に有利になっているからだと思うのです。

自然界において、なぜか人間だけは身体的な障害を持っていても、精神疾患を持っていても生きて行けるような社会を作ることができたわけです。他の動物であれば切り捨てられてしまったり、あるいは助けられることなく死んでしまう局面にあっても、社会の中で助け合って前に進んでいる。そのように私たちが進化してきた歴史を考えると、人間の強みというのは、まさに他愛ということにあるのではないかと思わされます。

浜田　すごく面白いですね。以上のような状況をゲーム理論の専門家同士で闘わせたのが政治学者のロバート・アクセルロッドの『つきあい方の科学』（ミネルヴァ書房）です。それによると、本質的に人は誰もが100パーセント利己的なんだけれども、互いに矛盾するような協力と協力の狭間にいる人たちは、はじめは協力の姿勢を示しながらも、相手にひとたび裏切られると徹底的にそれに対抗する「しっぺ返し戦略」をとると有効だといいます。英語ではこれを俗語でtit for tatと言いますね。

　こういう考え方は生物学、政治学にも有効です。生物も無意識的にですが、互いに好戦的なだけでは生物もしぼんでしまうので、どこかに甘いところ、相手に協力する余地を残しているジーン（種）の方が生き延びる。経済学は成員の好み（選好）を強調するので、非協力のゲームの研究が盛んだった。経済学者たちは、利己主義を基本に考えるのが伝統なので、アクセルロッドの議論をもう少し辛口に捉え直そうと、現在は巻き返しが来ているというのがイェール大学の成田悠輔さんの意見のようです。

しかし、僕としては前者の捉え方に共感しています。要するに、少し甘いところのある人のほうが社会全体に貢献するし、相手の反応をいずれは軟化させるので、自分も成功する可能性が高くなると言える。甘すぎるだけでは人に利用されるだけになりますが。

日本が核保有しないでも他国と核シェアリングできるのではないかというアイディアは、安倍元総理が言われていたらしいんですね。現在、プーチンとか習近平とか金正恩のように、独裁者がいる世界では、安倍元総理の努力したように、時には核シェアリングまで考えて相互抑止に努めるのがよいと思います。同時に、安倍さんも述べていたように、核廃絶という長期的な目標のため唯一の被爆国日本が貢献するためには、世界人類の正義感と博愛心に同時に訴えていくしかないのです。

内田　確かに生きていくために実質的に国を守らなければならないのは間違いない。それでも唯一の被爆国である日本としては「核戦争は解決策ではない」と声を大にして言っていくべきだと思うんですね。
人間の根底には「他愛」の精神がある。人類の正義感や博愛心が世界から消えないのも、我々の脳機能に深く他愛が刻まれているからだと思います。世のなかがポジティブな方向に向かうためには、歴史を理解すること、正確な情報が共有されること、また分断を跨いだ生身の人間同士の交流が必要だと感じます。どうして今のような状況が生まれたのか、核被害や戦争被害の実情なども踏まえて、今一度世界中で学び直さなければならない時期なのかもしれませんね。

第4章　躁うつ病と治療について

薬の治療と心理療法　chemist と therapist

内田　これまでの入院のお話のなかでは、さまざまなセラピーについての他に、浜田さんが救われたというリチウムに出会う前の苦悩など、具体的なお薬のお話もありました。さらに、心理療法に関しても、精神分析の流派で学んだセラピストから受けた心理療法の経験もあり、また認知行動療法にも通ってこられているわけですよね。うつ病から躁うつ病という診断の転換がきわめて大きかったと思うのですが、あらためて治療の側面からお話を伺ってみたいと思います。

浜田　入院した先でクレイグ先生にリチウムを処方していただき、退院後、それからもう30年以上にわたり、主治医のマイケル・ボルマー先生に診療と助言をいただいています。今の妻、キャロリンと結婚してから、キャロリンの主治医の内科医（その後私の主治医にもなった）がボルマーさんを紹介してくれました。時に躁うつ病がぶり返しそうに感じられ、リチウムが少し増量されたことはありましたが、その時以外はほとんど危機がなく過ごしています。

内田　長く効果が継続しているんですね。ちなみに、リチウムはやめてみたこともあるんですか。

浜田　ないですね。ほとんどずっと飲んでいます。最初併用していた三環系のパメラーはいつからかやめて、その後は今にいたるまで30年以上リチウムだけでやっています。

うつの発病以後、イェール経済学科では、それを勘案して、僕には「日本経済」の講義と、外国人と社会人向け経済発展（ＩＤＥ）コースを教えれば良いということになっていた。大変ありがたい計らいでしたが、うつの身で考えると、博士課程の研究者になる院生を教えられないのは、半人前のような肩身の狭い思いでした。

大学院の専門講義の担当に戻ろうとして、親切に一緒にやろうと誘ってくれた教授と大学院生を十分指導できるように講義を再度試してみたことがあったのですが、また前と同じ症状が出て講義が怖くなった。「君の今までやったことをちょっと話してくれればいいんだよ」と最も重要なことを同僚は親切に言ってくれたのですが、講義再開の試みが早すぎたのでしょうか、パニックに近い状態になった。そのことを診察で話すと、ボルマー先生がリチウムを少し増やしてくれたことで、パニックのような生理的症状は治りました。それ以降は年齢が進むと薬の代謝の速度も遅くなって、いまは非常に低量で続けています。

こうやって薬はうまく服用するとちゃんと効果は出てきます。効果があるから薬を飲むわけですから当たり前のことなのですが、実際に「薬を飲んだら症状がなくなった」という経験ができたことは回復を後押ししてくれたと思います。もう少しこういった薬物療法の理解が世の中に広まれば、自死で亡くなる方も減るのではないかと思います。

内田　そうですね。これは浜田さん個人のご体験として、リチウムを飲み始めたら希死念慮がなくなった、不調の際に量を増やしたらパニックの症状がなくなったというお話をしていただきましたが、大規模な臨床治験でも同じような結果が繰り返し報告されているのです。また、薬というのは効かなかったとしても、その結果をうけて量を調節したり、治療の方向を軌道修正することもできるので、やはり必要な方はあまり躊躇せずに試していただきたいと思います。

　そして、心理療法もパワフルですよ。薬と心理療法の両方が同時に有効になることもありますし、その時々に違うものが必要な方もいらっしゃいます。本当に急性期のときには、薬を使った化学的療法が必要な時もあるし、少し落ち着いた後には心理療法で自分の感情や考え、行動を理解することで長期的な回復がみられることもありますし、様々です。

浜田　例えば、河合隼雄氏と柳田邦男氏の『心の深みへ――「うつ社会」脱出のために』（新潮文庫）という本を、日本で秘書代わりをしてもらっている人から紹介されました。

柳田さんは『犠牲　サクリファイス』（文春文庫）に書かれているように息子さんを失っているから、私と似ているところがあり大変同情しました。

ただ〈心理療法〉系のアプローチは、「貴方の心理的葛藤のもとはこういうコンプレックスによる」といった意見は出せても、〈ケミスト〉系のアプローチに比べて、どの薬がどう効いたといった数量的、客観的なデータを提供することがより難しいのではないでしょうか。生理学、医学からのアプローチに比べて、科学としてはややハンディキャップを持っているといったら素人の独断でしょうか。

うつ、とくに認知療法を説明した本には、統計的な分析や、回復した後の明るい未来像が書いてあったりしましたが、それを読んでも自分が回復するとはいきませんでした。

私の入院を家内とともに設定してくれたのは、「ケミスト」とわたくしが呼ぶ医者でしたので、希死念慮から完全に救ってくれた恩人でもあります。しかし、「ケミスト」は薬で気分を治してくれる反面、私の精神の葛藤の状態については何ら興味を示しませんでした。私がコレステロールが高いと聞いたとき、どの薬がいいかの議論が診察時にもっとも熱を帯びました。ただ気分がどうかを聞いただけで、薬をもう少し続けるかどうかを決めるというのは、患者にとってはとても物足りなかったのです。

内田　これは精神科医に限ったことではなく、どの医療者にも言えることだと思うのですが、サイエンスをベースとした治療の提案はもちろん必要であるけれど、それと同時に患者さんに対しては人間としての興味も示してほしいものですよね。

　アメリカでの精神科研修では、心理療法と薬物療法などの生物学的な療法をどちらも学びます。その後、ケミスト的な治療を専門とすることになっても、患者さんの経験や思いに耳を傾けながら、どうサポートできるかを考え続けなければならないと感じます。

　日本でもアメリカでも、メンタルヘルスの治療費が医療保険で十分に保障されないことが多く、１人の医師が１時間で何人もの患者さんを診察しなければならないといった状況は共通の課題です。１人当たりの診察時間が限られてしまうため、精神科医が薬物療法の舵を取りながら心理セラピーもしっかりするのはなかなか難しい。そこで、精神科医にかかりながら、それとは別に心理士さんのセラピーにもかかるという方が多いですね。

　でもたとえ現状がそうであっても、やはり診療の際に血の通った会話は少しだけでもいいからあってほしいし、医療者と患者さんとしてその交流は大切ですよね。

自分に効く治療に出会うまで

浜田　退院してからの30年来の主治医であるボルマー先生は、「この薬をこういうふうに飲みなさい」「リチウムは脱水症状が起こると問題だから絶えず血液濃度を測るように。アルコールも脱水症状を起こすので控えるように」と薬の面では科学的、客観的な指示をはっきりアドバイスされます。

ただし、心理面になると、親身というのか、僕とは知的な物事の捉え方が似ているから、僕の考え方をほんわかと後押しや是認するような感じで、あんまり厳しく「こうしなさい」というようなことを言われたことはありません。私の身近な家族、日本にいる娘夫妻や孫たちと会う機会、話す機会を十分に持つようにといった配慮はいつもいただきますが、僕の心理方向をこちらに持っていこうといった方針はほとんど私には見えません。でも、なんとなしにその時々の僕の状態がわかるらしく、30年間うつ病の再発が心配になったことはまずありません。

内田　素晴らしいですね。一時は希死念慮を頭から取り除くこともできないくらいのお気持ちだったのに、その後治療を経て、30年間以上「うつ病の再発が心配になったことはありません」と言えるほどの回復ができる。人間ってすごいなと感動してしまいます。

浜田　あとで考えてみると、1996年初旬に息子が僕に希死念慮を打ち明けたときに、すぐボルマー先生のもとへと連れて行くべきだったんですが、うつの時はおどおどしていて判断ができなかった。あとになってボルマー先生に、僕自身が息子の悲劇の原因の責任を感ずるといったら、そのときだけは、「そんなことは絶対にない」と先生にはずいぶん激しくしかられました。
　そういえばボルマー先生の前にかかっていた心理療法士さんは、舞さんのお母さまの内田千代子先生に紹介していただいた方でした。

内田　１９８７年頃のことですね。

浜田　千代子先生は日本語で色々な相談に乗っていただき、とてもありがたい存在でした。私が日本男児のおそらく悪い癖で恐妻家的なことを言うと、「でも浜田さんが性格の強い人をいつも選んでいるのですよ」とも指摘されました。精神科医としての知識や日本文化に精通していることはもちろんですが、こんなふうにいいタイミングで必要な言葉をかけてくれるのも千代子先生のいいところです。
　余談ですが、病棟にいたころ直接の担当ではないけれど、おそらく心理療法的な研修をうけている最中だったインターンの先生に病院の廊下ですれ違ったことがあります。そのとたんに彼女は、「あなたには学問的に素晴らしい将来が待っている」と言うのです。今考えると全く嘘でもないのですが、その時には全く信用できませんでした。その機会をとらえて対話を続けたら、学問的復帰に役立ったかもしれません。

一般に、心理士の方は「ケミスト」と呼んでいた医師にはないよい観点を持っていました。しかし、私は認知セラピーだけでなく、薬の処方も必要だったので、心理士に診てもらうのとは別に、薬を処方してもらうための医師の診察が必要だったわけです。実際に2人の間の連絡がうまくいかなくて患者の僕が医師に薬のことに口を出すなと叱られることもありました。そういった煩わしさがあり、その後セラピーと処方をどちらもできる精神科医に診てもらおうとして見つかったのがボルマー先生でした。

このように制度的な制約で診察を続けられなかったけれど、千代子先生から紹介いただいた心理士さんからはよいことも学びました。僕が何となしに、「自分は経済学の分析能力が人より鋭いとは思わないけれど、いい課題を見つける自信はあるんだ」と言った時、「そんなにポジティブな言葉をコーイチが言ったのは初めてだ」とその心理士さんは喜んでくれたんです。自分の現実についての認知がうまく働いていないところに気づかせてくれたわけで、本当にありがたい言葉でした。

ちなみにジークムント・フロイトの影響があると思われる精神分析家にもお会いしたこ

とがあって、その人は哲学があって、お話は楽しかったのですが、精神分析だけで治療の業績を上げるのは大変だろうと思いました。

ふとここで、僕が「研究上は、何でも知っていて勉強を実によく教えてくれた父よりも、一事に興味を集中して追求する力を持った母からの影響が大きいと思うようになった」ということを思い出しました。

内田　精神科医やセラピストも、患者さんによって必ず相性があるんですよね。薬の先生とセラピーの先生は分けたほうがいいと言う人もいれば、一緒のほうがいいと言う人もいて、そのあたりもさまざまです。また、患者さんの希望だけでなく、薬を処方できるのは精神科医だけで、精神科医の人数はアメリカでは足りていません。

さらに、先ほどもお話ししたように精神科医は制度上、診察の時間を心理士の先生と比べて十分に取れないことも多いのです。そこで、薬を処方できる医師とセラピーをする心理士やソーシャルワーカーの先生とに役割を分けることで、患者さんが必要な治療にたどり着きやすくなるという実質的な理由がある場合もあります。

浜田さんは精神科医を5人ほど経験された後に合う方に会われたということで、きっと試行錯誤がうまくいかない過程ではがっかりされることもあったでしょうし、なかなか次の希望が見出せなかったのではないかと思います。

また、薬の面でも最初はパメラーを試されて違和感がある中で、効く薬なんてないのではないかと思われたこともあったのではないかと。しかし、それでもその次にリチウムを試してみたら「背骨がピシッと伸びる感じがした」とおっしゃっていたように、最終的にご自身に合う薬があるかもしれないと希望を持ち続けられたことが素晴らしいと思います。

読んでくださる方にも「今受けている治療がうまく行っていなかったとしても、自分に効く治療法も存在する」と希望を受け取ってもらいたいですね。

ＤＳＭとは

浜田　ここから患者の立場から舞さんに質問してもいいでしょうか。これはもしかしたらうつ病から躁うつ病への診断の転換とも関係するかもしれないですが、『Diagnostic and Statistical Manual（ＤＳＭ）』というお医者さんや医学生がいつも抱えている精神障害の診断の本がありますね。僕は一度読んでみたのですが、まったく面白みが感じられないというか、なぜ多くの医学生たちがあんなに大事そうに抱えているかわからないのですが。

開いてみると、「この症状があればうつ、あの症状があれば躁うつ」と診断基準が分類されていて、それは確かに重要なことでしょうが、あんなに細かく分類する必要はあるんでしょうか。パターンに分けることが診断には大きな意味を持っているんでしょうか。

内田　Diagnostic and Statistical Manual、通称ＤＳＭは精神科の診断基準をまとめたもので、「○○の症状がある場合には△△と診断します」「◆◆という項目が当てはまらなければ●●」という診断の上での判断項目がアルゴリズム的に書かれています。ひとまずの診断の手掛かりになるものではありますし、精神疾患を体系的に理解することは大切なので、ためになるマニュアルではあるんですね。

例えば、うつ状態にある方はうつ状態が続く大うつ病である可能性もあれば、うつ状態と躁状態がどちらも表れる躁うつ病の中のうつ状態にある可能性もある。あるいは浜田さんのようにうつ症状がいちばん辛いけれど、ところどころで軽躁状態もある、という双極性Ⅱ型障害と呼ばれるタイプの躁うつ病の診断もある。大うつ病と躁うつ病の治療は違いますから、どちらに当てはまるのかを診察の中で吟味しなければならないんです。その際、手がかりとなるのは、いつも以上にイライラしたり、高揚したり、注意散漫になる、目的に向かってとてつもない勢いで行動する、自分はすごいと誇大妄想を持つ、リスクを負う行動に出てしまうなどという、ＤＳＭで躁状態に分類される症状を経験したことがあるかないかなのです。

しかし、膨大な患者さんのデータをもとに検証された分類でありながら、やはり作っているのは人間です。時代とともに精神疾患の認識も変化し、さらなる理解が深まるごとに改訂も重ねられているマニュアルなので、私は絶対的な判断指針としては扱っていません。双極性Ⅱ型障害というタイプの躁うつ病がＤＳＭに記載されたのも、１９９４年でした。

例えば、ＤＳＭによれば、注意欠如・多動症（ＡＤＨＤ）の診断には、注意力が欠けること、じっと座っていられないという症状が学校や家など2つ以上の別の場で起こることが必要とされており、それは多くの子にあてはまります。しかし、子どもによっては学校では注意力が欠けて授業中にじっとしていられないけれど、家では特に問題がないという場合もあります。逆に、先生や他の生徒の前ではちゃんとせねばと多動をコントロールできるけれど、家に帰ってきた途端に集中力の糸が切れて、多動になる子もいるわけです。ではそういった子が「2つ以上の別の場」で症状が起きていないからＡＤＨＤではないのかというと、そう単純ではなく、症状の度合いによってはそれでもＡＤＨＤと診断されることもあります。

さらに、ＡＤＨＤの診断基準は近年のＤＳＭの改訂によって変化しました。２０１３年にＤＳＭが改訂されるまでは、７歳までに多動や注意欠如の症状が見られない限り、ＡＤＨＤの診断には行きつかないアルゴリズムでした。ところが、現在のＤＳＭではその年齢が12歳まで引き上げられたのです。ＡＤＨＤの症状は、教室で座り続けたり学業に集中するといった具体的なタスクが求められる状況がない限り、なかなかはっきりと見えないこともあるので、就学前の７歳以下という年齢を診断基準にするのは適切ではないと指摘されたのです。

その後、実際に長期的な臨床観察研究によってその臨床知見が検証され、ＡＤＨＤの発症は７歳以上の場合もあることがわかり、診断基準は改訂されました（この長期観察研究を行ったのが私のメンターでした）。

つまり、「この本のチェックリストにこう書いてあるから、この患者さんは絶対に○○病だ」などと機械的に診断するわけではないのです。ただ、応用や経験則以前に基礎が必要なように、やはり診断基準をある程度わかっていたほうが適切な判断はできるものです。そういう点でＤＳＭは医療者に役立つ本とは言えるでしょう。

浜田　なるほど、よくわかりました。誰かが作ったチェックリストやルールを厳格に盲信するのではなく、実際に即した柔軟性のある考え方が必要なのはなんでも同じですね。しかし、柔軟性を持つためにも、ガイドラインがある、基礎があることが大切というのはどの学問でも言えることでしょう。

躁とうつのメカニズム

浜田　ボルマー先生の紹介で、アメリカの臨床心理学者で、躁うつ患者として自らの半生をつづったケイ・ジャミソンの『生きるための自殺学』（新潮文庫）という本を読みました。自殺衝動に対して戦い続けたすごい記録です。躁うつ病と一口に言っても、様々なのだと思いました。本当の躁うつはこんなに激しいのかと僕でさえ驚きました。

それで、舞さんに伺いたいのですが、躁とうつのメカニズムというのは、どのように共通性があって、どこが違うんでしょうか。

内田　メカニズムはまだまだわかっていないことの方が多いんです。ただ、うつ状態の多くにおいては神経伝達物質であるセロトニンがうまく働いていないということがわかってきています。だから抗うつ剤というのは、セロトニンがこちらの神経細胞から、あちらの神経細胞に受け取られやすいようにすることを目的にした薬が主流なんですね。

他方で躁状態に関しては、セロトニンに加えて、興奮性のドーパミンも大きく関わっていると言われています。しかし、これもそう単純ではなく、今まさに様々な神経伝達物質の増減がどのように気分障害に影響するかという研究が世界中でされています。また、うつ病と躁うつ病とでは、そもそも脳の構造の観点からも違いが見られます。さらに、活性化している脳の部位も異なり、それも人に応じて程度のグラデーションが様々にあります。だから単純化はできないんですね。

　でも、これはちょうど私が脳画像研究の論文で書いたことですが、前頭葉内の脳部位の構造的なつながりが弱いほどうつ病になりやすいとは言えます。躁うつ病でもそのつながりはやや弱いものの、うつ病の方がさらに弱いという結果が出ています。そして、躁うつ病においては脳の後ろ側の部位の構造的なつながりが強く、活動も活発だということもわかりました。つまり、うつと躁では脳の構造、活動している脳部位と、症状に関わっている神経伝達物質が異なるんですね。それ以外にも、特定の遺伝子の違いなど、様々な生物学的要素が研究されています。

　うつと躁は感情の表出の仕方が一見真逆に見えるかもしれませんが、共通するところも多くあります。それが「感情の強度」です。強度が強くても弱くても、自分自身が感じたらそれが感情であることに変わりないわけですが、「感情（emotion）」のくくりの中でもっとも強度が強いのがうつと躁の状態であると言えます。

特に躁うつ病とうつ病の人によく見られる症状として、嫌だと思うことは徹底的に嫌になって手につかないとか、逆にこだわりが強くなりすぎて「もうこれでいい」と手放せないということがあったりします。「こうでなければいけない」という思いが強く、そのために相手を説得しなければならないというエネルギーが出てくることもある。あるいは悲しくなったときに、ほとんどの人は泣くことで少し気持ちの整理がつくものの、いくら泣いても全然気持ちが晴れなかったりするんです。

感情の強さという点では、躁状態もうつ状態も似たところがあるわけですね。脳画像を見てみると、躁状態とうつ状態で見られる反応には大きな開きがあるのですが、感情を生み出す扁桃体だけを見れば、同じように強く活性化しているという共通点もあります。

浜田　私はまったく電気療法を受けていませんが、電気療法も進歩していて、与える電気刺激はさほど大きくなくても副作用のない形で効くようになりつつあると言うことですか。

内田　そのとおりですね。Electroconvulsive therapy、ECTという電気けいれん療法は、脳の中に電気を送ることで人工的にてんかん発作のような状態を起こすもので、かなり昔から使われてきた効果的な療法です。けいれんと言っても、現代では麻酔をした状態で行うので体は全然動きません。重度のうつ状態でどんなに薬やセラピーを試しても治らなかった人が、電気けいれん療法で驚くほど効果を実感するというケースはかなりあるんです。

この電気けいれん療法は、脳全体にてんかんを誘発するので、物忘れや疲労感といった副作用もあります。ただ最近は、うつ病に関わっている特定の場所にフォーカスを絞って磁気を与えるｒＴＭＳ（repetitive Transcranial Magnetic Stimulation、反復経頭蓋磁気刺激療法）といった治療法も使われ始めています。

さらに、最近ではレーザーの治療法も出てきました。脳のうつに関わる箇所にレーザーで光の刺激を与えて周囲の血流を高めたり、その部位のミトコンドリアを活性化させたりするピンポイントな治療法で、こちらも効く人には効くという研究結果が出ています。

局所的な治療のほうが副作用は少ないため、そちらを好む人もいますが、効果という点では電気けいれん療法のほうが現時点では効く人が多いですね。重症なうつ病を抱えた方にとって、電気けいれん療法が大切な治療の選択肢の一つであることは間違いありません。また、アメリカでは、ケタミンという解離性麻酔薬のうつへの適用も新しい治療法として注目されています。こうやって治療方法も進化しているのです。

それにしても当時はまだ治療法としては比較的新しかったリチウムによって命が救われたという浜田さんのご経験を聞くと、やはり医師として新しい治療の情報を追って行かなければと思わされますね。私たちマサチューセッツ総合病院小児精神科の臨床研究グループでも毎月数回、勉強会や症例検討会を開き、複数の専門家同士で情報をシェアし合っています。

躁うつ病にまつわる誤解――遺伝しない？　認知行動療法は特効薬？

浜田　薬との出会いで希死念慮もなくなって落ち着いたのは確かだったんですが、次の段階として、学者である以上学者として自信を回復していくことが必要だったわけです。過剰に自信を持つのも問題ですけれども、仕事に復帰するためには薬によるコントロールではなくて、認知の世界がうまくならないと難しいわけですね。希死念慮や躁うつの症状には確かに薬が効くけれども、学者の仕事に戻ってまた同僚と議論、共同研究ができるようになるためにはいろんな人との知的交流が必要になる。

最近何冊か精神科にかかった患者さんの手記を読んだのですが、どれも面白く、参考になりました。しかし、いくつかこれはどうなのだろうと感じた点があったので舞さんの意見も聞かせて下さい。一つは「うつ病や躁うつ病は遺伝しない」、もう一つは「うつ病にとって認知行動療法は効かない、あるいはセラピストに依存する癖をつけてしまう」という不正確な印象を読み手に与えてしまうのではないかと思えた記述があったことです。

　こういった記述の背景には著者の方の個人的な経験があるかと思います。手記というのはさまざまな思いがあって書かれるものでしょう。ただ、私としては、これを読んで、日常生活に戻るのにはやはり薬だけでは不十分であり、同時に意識も変えていかねばならなかった自分の体験も語りたいと思いました。また、そのために認知行動療法などの心理セラピーも役立ったことをお伝えしたいと思いました。

内田　まず先ほどもお話しした通り、うつ病にも躁うつ病にも遺伝性があります。親にうつの既往があれば子どもがうつを発症する確率は上がり、親のうつが重症であったり、また家族内の複数の人がうつであると、さらに子どもがうつを経験するリスクは上がります。うつや躁うつだけでなく、不安障害やＡＤＨＤ、自閉症スペクトラムなども同じように遺伝します。心筋梗塞の家族歴があれば、心筋梗塞のリスクが高まる、糖尿病家系であれば、糖尿病のリスクが高まるということと同じです。

　しかし、遺伝というのは複雑な仕組みで、例えばどんなに糖尿病に遺伝要素があったとしても、糖尿病を抱える親御さんの子どもが必ず糖尿病を患うわけではありません。それと同様に、親が躁うつ病である場合でも、子どもに躁うつ傾向の症状があるのはわずか10パーセントくらいだと言われています。躁うつ病の一般罹患率が2・5から4・5パーセントくらいなので、やはり家族歴があるとリスクは上がります。ただ、数だけを見れば親と同じ病を持たない子どもの方が多いのです。

親と同じように躁うつ病を患う子もいれば、親とは違って精神的な不調が何もない子もいるのはなぜか？　その謎はまだ解明されていないのですが、精神疾患に限らず、同じ親から生まれてきても、兄弟姉妹はそれぞれ背丈も異なれば特技も様々で、やはり遺伝とは面白いものですよね。ちなみに私の3人の息子たちも三者三様で、「私に似てるな」と思うところもあれば、「この性格はどこから来たのか」と驚かされることもあります（笑）。

浜田　我が家の娘と息子も、子どもの頃からそれぞれに違った特徴を持っていましたね。

内田　そして、認知行動療法は、精神科の治療の中で誰にでも効く万能な「特効薬」と呼べるものはないのですが、多くの方に効果のある治療法です。

心理療法は大きなカテゴリーとして認知行動療法（Cognitive behavioral therapy）と、力動学的心理療法（Psychodynamic psychotherapy）に分けられます。それぞれに患者さんごとの向き不向きや、セラピストと患者さんの相性の良し悪しの影響はあるものの、どちらも効果はあります。力動学的心理療法は過去の体験や家族関係について、あるいはいま感じていることを実際に話しながら考えていくスタイルです。認知行動療法は、自分自身の感情の裏にはどのような考えがあり、どうすれば考え方の癖を変えられるか、どうすれば問題を解決できるかといったもう少し具体的な部分に重きを置いています。

私の研究に「再評価」という脳機能の解明を試みているプロジェクトもありますが、「再評価」というのはネガティブな考えが浮かんでいるときに頭の中で何が起きているかを分析しながら、「負の感情を抱く必要はあるのだろうか」と状況を再度評価し、ネガティブな感情をポジティブな方向へ変えてみるプロセスのことで、認知行動療法のテクニックの一つです。

しかし、ネガティブな感情があるからといっていつでもポジティブに方向転換しなければいけないわけでもありません。「こんな感情はない方がいい」とネガティブな感情をただ抑圧したり排除するだけでは、長期的には悪影響の方が多いのです。短期的にはそれで気分転換できたとしても、感じている感情はなくなるものではなく、表に見えなくてもどこかでグツグツと煮えている。

本来、認知行動療法はこういったネガティブな感情を受け入れるところから始めなければならないのに、「ポジティブに考えるために無理やり見方を変えるスキル」と理解されてしまう場合もあり、やり方によっては抑圧的な印象を受けてしまうこともあると思います。あるいは直面している問題解決へのフォーカスの仕方があまりに直接的すぎて、「なんだか具体的すぎてしっくりこない」「セラピストからの提案が『課題』みたいで負担だ」と感想を語られる方もいらっしゃるんですね。認知行動療法が効かないと思われる方がいる背景には、おそらくセラピストのこういったやり方の問題があると思います。

しかし、感情を一回受け入れた上で、立ち止まってその感情の裏にある「考え」をよく見つめてみたら、実はそう感じる必要はなかったと思えるかもしれないし、この感情は変えられると気づくかもしれない。あるいは、向き合ってみた結果、どんなネガティブな感情であっても、その感情を感じて当然だと思うこともあるでしょう。感情自体が変わらなかったとしても、なぜ自分がそういった感情を抱いているのかが明瞭になればなるほど、その感情が負担にならなくなることもあるのです。このように、感情やその背景に向き合うことで、気分を変えようとする。このプロセスが認知行動療法です。

また、認知行動療法というだけあって、行動にもフォーカスがあります。ネガティブな感情を抱いたときに、自分はどのような行動に出たかを分析すること、さらにどのような行動をとると感情の変化を引き起こせるかについても言及します。深呼吸をしたり、シャワーを浴びたり、少し外に出てみると、自分の考えがはっきり、すっきりしてくるというような経験は誰しもあると思います。あるいは、運動することによって、悶々とするうつ気分から気をそらすことができたということもあるでしょう。

このような心理療法は効果的ですが、気分があまりに不安定である際には、心理療法にすら心が入らない、あるいは心理療法の中で学んだスキルを実生活で使えないということもあります。そんなときには、薬物療法によってある程度リーズナブルな場所まで持っていってあげる、すると心理療法もより効果的になるということもあります。

浜田　薬によって落ち着きを得て、浮揚能力がついて、それから飛べるようになると。

内田　そういうことです。

「内的評価」を育てること

内田　先ほど「インポスター症候群」、それから「内的評価」、「外的評価」の話もすでにしましたが、内的評価はなかなか意識しないと育てられないところがあります。その過程においても認知行動療法的な自分の感情や考えとの向き合いが役立つと感じます。

例えば、私が診察したアスリートの方が今まで以上の努力をして試合に臨み、できる限り最高のパフォーマンスを発揮したのだけれど、対戦相手も素晴らしいパフォーマンスをした結果、僅差で負けてしまったということがありました。惜しくも金メダルに届かず、当然ひどく落ち込まれていました。しかし私は「もし仮に相手のミスであなたが勝ったとしても、あるいは今日のように相手も素晴らしいパフォーマンスをしてあなたが負けてしまったとしても、あなたの努力と最高のパフォーマンスの価値は全く変わらないよ。結果を悲しむのは当たり前だけれど、あなた自身の頑張りと今日のパフォーマンスを祝うことも忘れないでね」と声をかけたことがありました。自分が何をしたか、自分が誰であるか、また自分の価値というのは誰かとの比較や評価で変わるものではないのです。

浜田　なるほど。それは大切な事実ですね。

内田　もっと一般的には、仕事においても数字が出る結果や業績に直接的に繋がらなくても、自分なりにいい仕事をしたなと思えるようにタスクに臨むことなどが「外的評価」に頼らない「内的評価」を育てる行動かもしれませんね。そう考えると、家事育児なんかは昇進も給与もない中で頑張らなければならないので、その価値を自分自身が認めてあげることが特に大事なことかもしれませんね。もちろん外的にも家族内や友達間での感謝や褒め言葉は大切だと思います。

そういう私も努力しないとなかなか自分らしさを評価できないところがあります。例えば、先ほど私は、世界的な研究者たちとの議論の場にそぐわないインポスターなのではないかと不安に思うことがあると言いました。そんな不安を感じた際に、よくよく自分に向き合ってみると、この議論の中で、そもそも私が恥をかいたところで、世界が終わるわけでもない。私の今までの実績や、取り組んでいる仕事の価値が変わるわけでもないと気づくのです。他者からの評価で実質的に私の生活が大きく変わるわけでないのなら、自分のやりたいことを真摯にやっていけばいいと思えるようになるんですね。

また、「私にはこういう強みがあるから大丈夫」と思えることも不安を和らげてくれるものです。例えば、学会などで脳画像研究について議論した際、世界中の脳神経科学者に混ざった私は、周りに比べて劣った意見を言ってはいないだろうかと不安になることもあります。しかし、私は臨床医として多くの患者さんを毎日診ています。実際の人間の苦しみや回復に関わる機会を通しての経験と知見があること、さらにその仕事を愛しているという事実に助けられ、自分自身の脳神経科学の議論は机上の空論ではないと思えるのです。

浜田　それは同感です。説得力がありますね。躁うつ病の体験者として、今までの議論は、繰り返し、かなり高級なセラピーを受けなおしているようですごく啓発的でした。そしてセラピーがただ症状やその医学的処理に限られるだけでなく、患者の人間としての生き方に関係することもよく示しています。

内田　かなり高級なセラピーとは！（笑）、ありがとうございます。

　私にとって、研究以外にも臨床医としての仕事、医学生や研修医の教育といった仕事の軸があることは心の大きな支えです。軸が複数あることで、自分が大切にしている価値観もクリアになり、自信を持つこともできる。そうやって「内的評価」を育てることもまた、認知と行動を使って感情をマネージする広義の認知行動療法と言えると思うんです。

浜田　それは舞さんの研究がいい線をいっているから、内的な評価、自尊心が育っていくからでもあると思います。

　学者は目標を2つ持ちなさいと私はよく言います。第1に世間的に評価されるために、学者としての約束事にのっとって、レフェリーに認められるような論文をいくつかは書く。しかし、自分として本当に解明したいと思う問題があるのなら、10年単位の時間をかけても、すぐには認められないような仕事でもしっかり温めて追究する。2本立てで行くということです。

内田　同僚や上司からの信頼を得るための短期の目標と、自分にとって大切な生き甲斐に即した長期の目標を持つということですね。学者に限らず、どんな仕事においても大事な考え方ですね。

時間軸も違えば測られる価値の軸も異なる、まさに前者がより「外的評価」に依存するものだとしたら、後者は自分に立脚点のある「内的評価」につながるものと言えるかもしれません。仮に前者が折れてしまっても、後者を自分の中で育てていくことができれば、なんとかやっていくことができる。さらに、それ以外の複数の軸を持つことが心の健康のためにも大事な気がします。

睡眠の相談　睡眠と薬

浜田　少し引き続き、舞さんに5分間のセッションをお願いしてもいいでしょうか。僕はこのところ睡眠が少し不規則で、23時ぐらいにベッドに入ると問題なく寝られるんですが、毎日、夜中3時ぐらいに目覚めてしまい、昔のうつ病のこと、日本経済のこと、防衛のことなど、いろいろと考え始めてしまう。たまには研究のいいヒントを得ることもありますが、昼間になると眠くなって、1回か2回、どうしても眠ってしまう。

　これを主治医のボルマー先生に相談したら、「トランキライザーを処方しますから眠れないときは飲んでください」と言われました。普通は医者に従う妻のキャロリンが、「今はあなたは引退の身で時間を気にしなければならない用事がないのだから、依存性のおそれのある薬を飲まなくてもいいんじゃないか」と言うので、それも一理あると思って処方された薬を飲まずに置いてあるんです。

　それが、最近うまい具合に解決しました。毎日昼食後、1時間前後の昼寝を眠れても眠れなくても必ずとるようにしました。すると、驚いたことにほぼ１００パーセント眠れるのです。その代わり夜中に1、2時間起きてしまうこともあります。その時は頭が多少冴えていろいろ考えるのも悪くはないので、この問題は昼寝により解決できたようです。

内田　まず、今のままで何も困っていないのであれば、私は別に変える必要もないと思います。もし夜中に起きることがあっても、次の日にお昼寝する時間があって、基本的に日々を困難なく過ごせれば、あえて変える必要はないと思います。でも夜通し寝て、日中は元気に活動したいと思うのも人間的なので、夜中に起きてあれこれ考えてしまうのが嫌なのであれば、そのときは薬を飲んでみてもいいですよね。

薬を飲むに当たっても、夜中に起きてしまった時点で飲むと朝に響いて起きられなくなってしまうかもしれません。でももし朝が遅くても大丈夫なのであれば、それでもいい。逆に朝しっかり起きる必要があるのであれば、夜中に起きたときにではなく、寝る前に薬を飲む、とタイミングの調整をするといいかもしれません。

私の場合は妊娠中に頻尿で夜中に何度も起きてしまい、疲れているのに一回起きると寝付けない時期があったんですけれども、状況に合わせて日によって違うことをしていました。夜中に起きた時点で妊娠中にも飲める入眠剤を飲んでいたこともありますし、それで朝定時に起きるのが難しかったときには、仕事に行く時間を1時間ほど遅らせてもらったりしたこともありました。

これは私の個人的な話になりますが、夜中に起きているといろいろと考えが巡りだして止まらないということがあるんですね。それが日中であれば、頭の中の考えをノートに書き出すとか、不安を感じることについて行動してみるとか、あるいは目の前の仕事をこなすことに集中してその話題から気をそらしたりできるけれども、夜中はそんなエネルギーも手段もないので、ただただ思考だけが非生産的な方向に進んでしまったりするんです。

そういうときに私は、その堂々めぐりする考えがあれこれ散った方向に空回りしないように、オーディオブックや音楽を聴いて一箇所にアテンションをかけるようにしてみるんです。すると、散漫して回転していた色々な考えがすっと収まっていく。意識がオーディオブックの内容の一箇所に集中するので考えがあれこれとめぐってしまうことなく、気づけば寝てしまったりするんですね。

浜田　それはよくあります。

内田　そんなわけで入眠に悩まれているときに音楽なり音声を聴いてみるのはお薦めではあるんですが、薬を飲むかどうかについては、今の生活で困っているのかどうかが大事です。困っていなければ今のままで大丈夫。でも、どうしても今夜は寝たいとか、睡眠リズムを改善したいのであれば、寝る前に薬を飲んで朝まで寝られるようにしてみてもいい。その場合、依存性のない睡眠の薬もあります。自分がどういうリズムで生活したいかで考えるといいと思います。

浜田　わかりました。僕も、最近はレコードのかわりにYouTubeなどで音楽を聴いていますので試してみます。

内田　好きな音楽でないと、なかなか集中力がズームインしてくれないけれども、でもあまり楽しいテンポのいい曲だと、それはそれで刺激されて起きてしまうので、ぜひいい塩梅のものを聴いてみてください。

精神医学と経済学

浜田　イェールの初診の医師から「大うつ病（major depression）ですね」と笑顔なしに診断を伝えられたとき、僕は「経済のほうにも大恐慌（great depression）というのがあります」と答えたという話はもうしましたが、経済学と精神医学にはいろんな意味で似たことがあるように思います。

内田　major depression と great depression！　言葉の面白さに吹き出してしまいました。その笑わない先生もさすがにここは笑ってほしかったですね（笑）。

浜田　僕が大学時代に、東大管弦楽団の指揮者で東邦大の薬理学教授であり、宮城道雄賞の受賞者でもあった伊藤隆太先生に作曲を習っていました。その先生が言うには、医学と経済学は「患者（国民経済）の状態について本当はよくわからない時が多いのが似ているのではないか」と。しかし、「この症状がたいしたことはないか、深刻になりそうかは大体の勘で判断はつく」「どの専門医につなげばいいか」ということはわかる、けれども、「この病はAで」とか「Bをすれば治る」などとは必ずしもわかるわけではないというわけです。

　とりわけ精神医学の場合はそうだと言えそうですね。コロナ禍のような非常事態は教科書にも書いていないので、どんな経済政策が有効なのかは分からない。そこで試行錯誤で対応していくわけです。経済学でもわからないことだらけなのですが、だからこそ研究が楽しみともいえます。

　例えばコロナ禍に対応して人が集まれなくなり、学校も閉鎖になって母親も勤めに出られなくなって勤労者家庭は苦しくなった、そこでバイデン大統領が財政を大盤振る舞いしてそれを救ったのは正しかったと思います。ところがウクライナにロシアが攻め込んで、世界中でエネルギー価格が上がったことも手伝って、アメリカはインフレーションになった。インフレの物価上昇率は収まっていますが、選挙民は物価の上昇率でなく、よき昔に比べていまの価格がより高いことを気にしている。これがバイデンの次の大統領選挙にも響きそうになった。インフレの要因も絡み合って複雑なので、前のインフレと同じメカニズムで起きているとは限らない。インフレの症状に対して、これをやってみようかあれをやってみようかとさまざまに経済政策を試行錯誤しているわけです。

　したがって、どういう政策が正解なのかは初めからよくわからない。困っている人にお金を配ったり、財政支出をしたり金融を緩めたりして人助けはするが、インフレが進みそうになれば金融を引き締めたりして対応していくのです。もちろん景気の悪い時に昔の日銀のように金融を引き締め円高にしようとする場合、あるいは震災の時に復興が重要な時の財務省のように、財政均衡を優先としたりするような常識的に見えても理不尽な政策は経済学の基本原理に反するので学者がとがめるべきなのですが。いまの経済学の基本原理については、素人よりは学者のほうがわかっているはずです。

パンデミックと歴史的な日本の円安

浜田　目の前の新しい事象、あるいは新しい政策問題、起きたばかりの災害や感染症などが引き起こす事態については新しいデータを少しずつ学んでいくとともに、そのメカニズムを解明できる経済学をきちんと用意していかねばなりません。このように、昔のモデルでは目の前の新しい状況には対応できないこともあります。しかし細かいモデルの分析とともに、あるいはそれよりもむしろ、経済事象の基本を見据える考察が我々を救ってくれます。

例えば最近、舞さんのお母さまがアメリカに行かれた際に手をケガされて、緊急で手術をされ大変だったそうですね。手術に何十万もかかったと聞きました。

内田　もう大変でした。ただ転んで手首を骨折しただけなのに、必要な治療に総額でかかった費用は何百万円相当でしたね。クレジットカード付帯の海外旅行保険でカバーされ、自費ではなかったのでよかったのですが、日本とは比べ物にならない高い医療費に一家でショックを受けました。

浜田　それは大変でしたね。こういう個別の例を見ると、当事者にとっては極端な円安の弊害が明らかです。しかし、25年前から現在までの日本経済の歴史を見ると、日本経済は必要以上の円高のためにデフレで苦しんできたのです。必要以上の円高の下では日本の物価が例えば米国のそれより高いわけですので、日本で造ったものが海外に売れないわけです。そうして、円高は日銀が金融緩和すれば止めることができたのに、それを日銀がしなかったために日本は20年ものデフレ景気沈滞が続いたというのがわたくしの（おそらく正しい）意見です。

　安倍晋三首相の第二次政権（２０１２―２０２０）の功績は、とくに日銀総裁に黒田東彦氏を任命して、それまでの円高にあえぐ日本経済を、金融緩和、円安の方針で救ったことです。私も安倍首相の内閣官房参与として、その一翼を担いました。それまでにうつが回復していたのを感謝したいと思います。参与として政策に関与したのも、うつの一層の回復に役立ったと思えますが、それは後で述べることにします。

　繰り返しになりますが、外からは医者は確実に病をどう治せるかを知っているかのように思えますがそうでもないらしい。経済政策も同じで、わからないことがかなり多い。それでも政策当局は精一杯経済を操作していくしかない。完全な治療法はわからなくても、患者が危機に陥らないように手当てをしていかねばならないのに似ています。

　経済政策において、時々僕は意見を変えるので評判が悪いこともあります。金融政策を緩めようと言うと前は引き締めようと言っていたではないかと驚かれたりする。でも状況が変わっている時には対応を変えなければいけないのです。ケインズの言葉に、「状況が変わっているのに同じことを言う人はバカだ」というのがあります。

　２００８年から２００９年にかけてのリーマン危機の下で各国は無価値に近くなった不動産抵当証券を買いまくったわけです。日本には抵当証券の危機はなかったので金融緩和をしなかった。そのため強い円高が生じました。そこでアベノミクスで黒田日銀総裁の異次元の金融緩和を行い、円高を阻止しました。これが安倍第二次政権の特にその前半にアベノミクスが顕著に日本の雇用増加に働いた理由です。

　ところが、２０２０年になると、世界は新型コロナに襲われました。人に会ったり、接触したりすることを避けざるを得なくなりました。そのため大きな生産減、雇用減が各国で起こったわけです。それを救うために、バイデン大統領は、大規模な財政政策でこれを解消しようとしました。それは正しかったと思います。ただその結果、アメリカは10パーセントに届くような消費者物価のインフレに見舞われた。そこでアメリカの連邦準備制度理事会は、金融を引き締め、金利を上げざるを得なくなった。そして今度はリーマン危機の時と逆のようなことが起きました。日本が金利を上げることができなかったために、円安が生じてしまったのです。舞さんのお母さまのエピソードの背景にはこのようなことがあるのです。

植田和男日銀総裁は、金融を十分に緩和しなかったために雇用が伸びなかった日銀の負の歴史を重く見ているのでしょう。円安を止めるのに必要な金融引き締めへの方向転換にはとても慎重に舵をとっています。

内田　なるほど、パンデミックを引き金に、世界経済と連動して歴史的に見ても稀な事態が起きているわけですね。世界的にコロナのような状況が起こることは誰も予想できなかったものの、起きたことに適切に対処していかなければならないということですよね。どんな介入においてもリスクとベネフィットがあり、ベネフィットがある中でもリスクが見え隠れした時点で、そのリスクに対応する準備をしなければならない。その際、完全な治療法がなくても、危機に陥らないための対症療法や時間稼ぎも大切という点も納得です。

ただ、パンデミックが終わっても中東やウクライナでの戦争が起こり、またアメリカの利下げも起こりそうにない。素人の感想で申し訳ないのですが、こういった世界的状況のなかで海外の動きによる円安の解消が期待できないのであれば、なおさら日本の内から変わるべき時期なのではないかと思いました。もちろん金融引き締めという直接的な対応も必要であるものの、同時に日本経済そのものが成長して円の価値を上げる必要もあると。

日本の経済成長を妨げる要因として少子化や多様性の欠如などが頻繁にあげられますが、そう考えると、日本の古典的な労働観やジェンダーバイアス、さらに家庭を持ちながら仕事をすることのハードルの高さといった現状の是正こそが、長期的に経済効果をもたらすのかもしれないと考えてしまいます。今こそ多くの人が健康や家庭を犠牲にせずに自分の能力が発揮できるような社会に近づいてほしいですね。

試行錯誤のプロセス

内田　ところで、精神医学と経済学は、治療の過程においてその場にある情報を合わせた上での一番いい判断をしながらも、試行錯誤を繰り返すところが似ていると、以前浜田さんは書かれていましたね。例えば、私が研究をしているテーマの一つに、躁うつ病の発症を予測できるかというものがあります。

先ほども申し上げた通り、うつ状態の患者さんがいらっしゃった場合は、大うつ病なのか躁うつ病なのかがわからないことも多いのです。実は躁うつ病であるにもかかわらず、うつ状態だったので抗うつ薬を使ってみたら、気分が上がりすぎて軽躁状態になってしまい、普段よりもイライラしたり、衝動的なことをしてしまったというのは臨床現場では頻繁にあるシナリオです。そこでの誤診がなるべく減るように、臨床所見、そして脳の構造や機能の違いから、さまざまな研究手法でうつ病と躁うつ病を見分けるヒントを探しているのです。少しずつですが、すでに臨床現場で使われているヒントも見つかっています。

こういった研究の進歩はあるのですが、それでもうつ状態から躁状態への予期せぬ転換は避けられないものです。だから試行錯誤をするしかない。もし、うつ病の治療のために抗うつ薬を飲んでいて躁状態が出てきたのであれば、抗うつ剤をやめてみましょう、そして躁状態が続くようであれば気分安定剤を試してみましょう、といったように対応を変えなければならない。その状況状況に応じて見えてくる次の段階があるので、そこでまた、その場にあった対応が必要になってくる。ちなみに浜田さんの手記には「精神医学とは経済学のようなものだ。断定的な関係がない」という浜田さんの発言に、同僚の方が「でも精神医学は患者を治すことができる。経済学がどうかはわからないけれど」と答えられたというエピソードがありました。これも大変印象的でした。

　浜田さんが試行錯誤のプロセスを経て、今もリチウムの服用を続けていらっしゃること。その間、きっと様々な感情の変化と付き合いながらも、しかし当時のような希死念慮や深いうつ状態をその後は経験されずに人生を送られてきたこと。その事実は「精神医学は患者を治すことができる」という言葉が確かに真実であると示してくれるもので、私も医師として勇気づけられる言葉でした。希望をいただきました。

浜田　本書の対談を始める際は、話すなかで悲しいことを思い出してうつが再発してしまうのではと、心配でありました。幸い、対話が自分の精神構造を自分で探している過程のように思えてきて、自分の精神状態に対しての認識が深まったように感じています。精神科医の大きな役割も、患者に自分を発見させるところにあると思います。

第5章　子どもを喪うということ

Crying for Kotaro

広太郎の思い出

内田　これから、広太郎くんの死について伺いたいと思います。ただその前に少しだけ、私が診察で出会った患者さんのお話をしてみてもいいでしょうか。

浜田　はい、もちろんです。

内田　最近、実のお母さんを亡くされた悲しみで診察をするようになった小学生の女の子の患者さんがいらっしゃいます。私としては、診察の中でその出来事について語ってもらうのは、患者さんにもう一回悲しい思いをさせることになって大変心苦しい。でも彼女の精神科にまつわる歴史の中でとても大切な出来事だから、全くその話題を避けることは治療の上でも効果的ではなく、ときには正面から聞かなければならないときもあるんです。その際には、私が彼女とお父さんをサポートできるように言葉を一つひとつ選びながら、丁寧にお話ししたんですね。

　私自身、緊張するところもありました。でも、どうかこの会話を通して、この子が抱える苦しみや心の負担を少しでも軽くして、この辛い事実を受け入れながら前進できるようにサポートしてあげたいと思っていました。きっとボルマー先生も、浜田さんの息子さんの広太郎くんが自死によって亡くなったと聞いたとき、いろんなことを考えながら話されたんじゃないかなと思います。

浜田　ボルマー先生が僕に激しい言葉で何かを言ったり、僕の発言を直したりすることは普通は全くないんですが、そのときばかりは「あなたが息子の死を自分の責任だと思っては絶対にいけない」と強く叱るように言ってくれました。私の治療過程で最も印象に残っています。この書物が全く幸運にもできたのは、妻のキャロリンが、悲しみに打ちひしがれていた私の息子に関する口述を書きとってくれたからです。

内田　浜田さんの手記を読ませていただくと、広太郎くんのことを書かれているところがいちばんパワフルで、全4章の構成から成る手記のなかで冒頭の第1章が浜田さん自身ではなく広太郎くんのことに割かれていたことからも、とても切実な思いを感じました。ボルマー先生はこの本の出版について、「息子さんが生きたことを証すためにも浜田さんにとって大切な本だ」ともおっしゃっていました。無理のない範囲で、息子さんのことを伺いたいと思っています。

浜田　上の子どもは娘で、読み書き計算の勉強ができる気立ての良い優等生で、弟は日本の中高の教育にはなじまないというか、同じ中学校の先生が2人の成績簿を見比べてたなんて噂が残ってまして、親は笑ってしまいましたが、息子当人にとっては大変だったのではないかと。日本中、能力があるのにいわゆる成績の良くない子どもたちが、たくさん苦しんでいるのでしょう。

広太郎がアメリカに来るときも、僕も日本の家族観、教育観にとらわれていました。男の職業的選択に家族は当然ついてくるものと考えていた。経済学者としての自分の能力を伸ばすためには、家族は当然協力するものと思っていました。親の都合で学校が変わるのも大変つらいことでしょう。後で息子の机から出てきた英和辞書が形ないぐらいにぼろぼろに使い込まれていて、勉強があまり好きでない広太郎の苦労を考えると涙が出ました。

僕自身も、日本の経済学はアメリカに遅れていると思っていたので、アメリカの大学にテニュア付きで呼ばれたと有頂天になってしまって、家内にも子どもたちにも十分に相談しないまま、東大の同僚の引き止めも聞かずにイェール行きを決心してしまったのです。北海道出身の私の両親は大賛成でしたが。

娘のほうは、「私はアメリカの生活には乗れない、日本の高校生活のほうが楽しい」と言って、私がイェールで常勤になる前に日本に帰っていきました。娘はたまたま私の母校の湘南高校に通っていたんですが、駅伝や仮装行列などクラス対抗の行事に3年生で参加できなければ湘南高校生活は意味がないのだと。僕のゼミ生の教え子には、「かわいがっていた娘が帰ってしまったから、先生はうつになったのだ」と言う人もいるくらいでした。

その後、一応アメリカに落ち着いた頃、もう80近い父がニューヘイブンを訪ねてくれて、息子も家内も一緒にボストン交響楽団の夏の恒例行事であるタングルウッド音楽祭に行き、ブレンデルがベートーヴェンのピアノ・コンチェルト第1番を弾くのを芝生の上で聴いていたのを思い出します。その頃、息子の広太郎は大学進学の時期を迎えながら、学校の成績が伸び悩んでいたんです。

そこで高校のカウンセラーに「カプランなどアメリカの予備校にでも通わせましょうか」と相談すると、「それではコータローが気の毒だ」と言って、代わりに美術は大好きで能力があるからと、近郊にあるウェズリアン大学の夏のアートの合宿をすすめてくれました。それが非常に良かったらしくて、彼は初めて油絵を描いて褒められたようです。でも、それはお墓に光が当たっているのを描いたもので、色調は非常にいいんですが、なぜお墓を描いたのかを私は考えてもみませんでした。その時から、彼は少しメランコリーだったのかもしれません。

そのあと、ロードアイランド州にある工芸の名門芸術大学ＲＩＳＤ（ロードアイランド・スクール・オブ・デザイン）に入学しました。大学から届いた入学許可の手紙には「おめでとう、君には才能がある」と書いてありました。日本ではこんなことはないと思います。ここでもアメリカの褒める文化を感じました。その後、広太郎はガラス作家になる夢を抱き、それはその後叶うこととなり、私の手元には彼の作品もたくさん残っています。このあと、家内が離婚したいと言いだして、僕よりも息子のほうにより深い傷を残すことになったと思います。

友達もたくさんできて、大学生活は伸び伸びと過ごしていました。ジュニア（大学3年生）の時には、同校からローマへ1年間留学して意気揚々でした。後に私の妻となるキャロリンとともにローマを訪ねた時には、パンテオンなどローマの史跡の美術的な説明もしてくれました。あとで考えると、アメリカに帰ってからガラス製作機械の事故を起こして目を損ねるとか、不可思議なことはありましたが。

広太郎の死

浜田　これは家内が去ってから、90年代の初め頃のことですが、広太郎が家に連れてきたこともあるガールフレンドと別れたと聞きました。そして卒業してシアトルの有名なガラス工房で仕事を始めました。実際にその年、シアトルを私が仕事で訪ね、彼に会ったときには生き生きとしていて、一緒に付近を散歩したりしました。ただホテルまで来るとすぐにビールを飲み出したりするところは心配でもありました。

ところが１９９５年の冬、ニューヨーク州北部にいる家内のところでクリスマスを過ごしたあと、年はじめに家に帰ってきて、僕らと数日間一緒に過ごしたときはもっと心配な状態でした。言いにくいのですが、「死に神」のような表情をしていた。キャロリンは、親子で日本語で話し合ったらと言ってくれて、２人でニューヘイブンの郊外ハムデンのビストロに食事に出かけ、じっくり話したのが彼と楽しく過ごした最後の時間になりました。彼は「死にたくなるので、困っている」と僕に言いました。

家に戻って妻に、「広太郎は重いうつに違いない。ボルマー先生に診てもらえたらいいのだが」と伝えたのを覚えています。しかし、私はそれを行動に移せなかった。いま思えば年始に彼が西海岸に戻るのを止めて、ボルマー先生のところに連れていくのが一番広太郎を救うために有効な道だったのでしょう。でも自分もうつが完全に治ったわけでもなく、適切に判断できなかった。自分がうつの経験を持ちながら、唯一の機会を生かせなかった自分が今考えても情けない。わたくしは金縛りにあったような感じでした。

翌々日、広太郎は西海岸へ仕事で帰ると言って、日本に1週間くらい帰国予定だった私と別れた。その数日後、家の留守番電話に遺されているメッセージを妻のキャロリンが聞いたんです。「死にたい。でも自殺はできない。電話がほしい」というメッセージが旅先のアイダホから残されていた。それで慌てて現地の警察に頼んで、彼を救急で病院に連れて行ってもらったんです。

彼の医者に電話をして、「息子にはやはり遺伝があると思う。僕にはリチウムが効いたから息子にもそれがいいのでは」と言ったのですが、「それは医者の決めることだ」ということでらちがあかない。「守秘義務があるから患者の詳細については話せない」といったやり取りの後で、「医療費は自由に使ってもいいのですか」と聞かれました。大事な息子のためには「もちろん」と答えるところなのに、以上のやり取りの後ではすぐにその言葉は出てきませんでした。いまから見れば、もう少し丁寧にお医者さんと話していればよかったと後悔するばかりです。

家内からは、当然のことながら、「うつのことがわかるのはあなただけだから、西海岸に行って対応してほしい」と頼まれたのですが、そのとき学部と修士の講義の最中で、アメリカのシステムで休講にするのが難しい。シアトルに飛んで行くのは難しいと答えたんです。キャロリンと私は2人とも心配して、広太郎には頻繁に電話をかけました。大事な子どものためには休講、補講をしても行くべきだった。ニューヘイブンから３０００マイルの距離があっても、すぐに西海岸へ飛んで行って、力づくで止めなければいけなかった。自分もうつで大変苦しんだ経験があるのに、どうしてそうしなかったのか、後悔ばかりです。

後日、そのことをボルマー先生に話したら、この時だけは「全部自分の責任に感じてはダメだ」と強く叱られました。ボルマー先生には以後30年以上にわたって診療いただいていますが、私に対して先生の言葉が高ぶったのはこの時だけです。

内田　ボルマー先生は当時の浜田さんについて、「悲しみが深すぎて言葉にならないようだった。顔のこわばりが痛切な悲しみを痛いほどに物語っていた」とおっしゃっていました。広太郎くんの死はどのように知ることになったのでしょうか？

浜田　その年の3月のある春先の雪の降る木曜日、これから2週間の春休みを妻のキャロリンとどう過ごすかと考えながらくつろいでいたときです。

キャロリンの書き留めてくれた手記を見ますと、「静かな犬なのに、サチが吠え始めて、ドアベルが鳴った。こんな吹雪の日に誰だろうとドアを開けると、いつも世話になっているイェール経済学科長のウィリアム・ブレーナドと経済成長センター長のポール・シュルツがそこに立っていた。こんな重要人物2人がわざわざ家にやってくるなんてと思った途端、恐ろしい考えが心を襲った。『深刻なことがおこったので、この番号に電話するように』と2人に促されるままにその番号を見ると、局番が広太郎の住むシアトルのものであることをみて血管が凍りついた」とあります。

広太郎は自殺をしたのだろうか、まだ生きているだろうか、回復するのだろうか？　おそるおそる電話をかけてみると相手は検死官で、もはや疑う余地はありませんでした。「息子さんが自殺しました」と聞かされたのです。その心配は絶えずあったが、まさか現実になるとは思っていなかった。周囲から自分が切り離されるような感覚に陥って、悪夢であってほしいと願いました。

とにかく、こうして人生を振り返ってみても、息子を亡くしたことが他の何よりもいちばん辛い体験でした。友人、同僚、先生がどんなに慰めてくれても、気持ちは癒えませんでした。英語には「goodbye」とか「farewell」とか、いろんな「さようなら」の言い方がありますけども、息子との別ればかりは「farewell（良い航海を）」という言葉に尽きて、彼の葬儀の時には「farewell」と絶叫しました。

広太郎の死をどう受け止めたか

内田　息子さんが亡くなったと知ってからはどのように過ごされたのですか？

浜田　検死官との電話を切ってから言葉も発せられない私のことを、その場にいた2人の教授は無言で抱きしめてくれた。それを見ていた妻キャロリンは「まるで母鳥に守られる雛のようだった」と言っていました。翌朝、妻と教会に行き、普通はカトリックの洗礼を受けていないので受けられないはずの聖餐にも夢中で手を出そうとして神父さんに注意されたのを覚えています。我を失っていたのでしょう。

　妻が神父さんに広太郎や私たちのことを思って祈ってほしいと告げると、即座に神父さんは僕の横に座り、広太郎のことを聞きました。神父の言葉は宗教的な型にはまったものではなく、心に沁みとおりました。「これからの1週間はあなたの人生にとって最もつらい週になる」と言われたのを覚えています。その通りで、毎日濃い霧のかかった視界の中、ドロドロした液体の中をやっと前に進んでいるような感覚でした。

　多くの友人が「支えになりたい」と手を差し伸べてくれたのですが、「彼らに何ができるんだ。息子が死んだ事実は変えられない」と思う気持ちと、逆に誰かにそばで慰めてほしいという矛盾する思いが混じっていました。それでも、今思い返すと、ただ一緒に泣いてくれた友人、無言で暖炉の横で私の手を握ってくれた友人などがいてくれたことは本当にありがたかったです。

特に最初の数週間から数か月は、息子の死を事実として受け止められなかった。彼のやさしい声を二度と聞くことができないことが信じられなかった。

そして最初のショックを通り抜け、息子の死を事実として受け入れ始めると、どうしようもない悲しみに襲われ、目に入る全てのものから、息子のことが思い出され、またどうして彼を助けられなかったのかという罪悪感に苛まれました。

内田　ご葬儀などのことは覚えていらっしゃいますか？

浜田　初めて息子の遺体を見たときには、2か月前に会ったばかりなのに、顔が老いた気がして、この2か月間でもしかしたら何十年間分の辛い思いや痛みを感じたのではないかと思いました。しかし、息子の顔を見ながら、後悔とともに前向きに生き続けていくことの大切さも感じ始めたことを覚えています。

葬儀では家族や友人が息子との思い出を語り、私も広太郎がいかにサプライズの多い人生を送ったかを語りました。赤ん坊のころには電源のソケットに鍵を差し込んだり、2歳のころにはＭＩＴの宿舎アパートの3階から落ちて病院に担ぎ込まれたのにかすり傷一つで、翌朝「今日ビッグ・ブレックファストを食べた」と言いながら帰ってきました。そして息子自身が調子が悪かったときにも、私やキャロリンのことを気遣って「調子はどう？仕事はどう？」などと聞いてくれるやさしい子でした。

　葬儀の2日後に、妻のキャロリンと火葬場に行きました。日本では火葬場というのは、親戚などが集まり、悲しい中でも一緒に食事をしたりと人間的な交流ができる場ですが、火葬が一般的ではないアメリカではなんだか事務的な場のような印象でした。小さな部屋に妻と通されて、息子の棺が火葬炉に入れられたときには、今まで感じたことのないような強烈な悲愴感に襲われました。その日は曇りでじめじめとした日で、私の思いが表れたような天気でした。

　息子を亡くした苦しみ、そして自分にはうつ体験がありながらそれを防げなかったという後悔から解放されることは一生ないでしょう。この話を語ることが、息子が生きていたことの証となってほしい、そして私と同じようにお子さん、あるいは家族を亡くされた方と気持ちを共有させてほしいと思います。

医者の守秘義務とは

内田　聞きたいことはたくさんあるのですが、まずは医師として思うところをお話しさせてください。私もボルマー先生と同じで、広太郎くんの死はまったく誰かのせいで起きたことではないと思います。うつというのはそれだけパワフルな脳の病気なのです。

しかし、医師と患者の関係、またアメリカの医療システムという観点から、もっとうまく機能させられたのではないかと思うところもありました。例えば広太郎くんが救急で病院に行かれたときに、救急や入院病棟でもっと長くケアしてほしかったということです。確かにアメリカは入院期間が日本に比べて極端に短く、死のリスクが今すぐにはないと判断される状況では医療保険が費用をカバーしないので、できる限り早く退院させなければならないという背景があります。

アメリカの病院には患者さんの入院について医療保険会社と交渉をするためだけのスタッフもいます。しかしそのスタッフがどんなに患者さんの現状を詳細に報告し、入院の必要性を真摯に訴えても、医療保険から入院の許可が下りないことはよくあり、そんなときには医師である私が医療保険会社に勤める医師と直接交渉することもあるんです。

しかし、「○○という症状を考えると今退院させるのはリスクが高いから、あと1日でも病院にいさせてあげられないか」と訴えても、冷たく「ダメ」と言われることも少なくありません。実際に患者さんと対面もしていない医療保険会社の職員が最終的には患者さんの治療方針を決める。なぜこのような理不尽な仕組みができてしまったのか……と憤りを感じながら考えさせられるのです。

このように、医者としてはもう少し患者さんの様子を見たいと思っても退院させなければならないことがよくあります。特に救急の現場では考える時間の猶予も十分になく、退院を促す判断を強要されがちで、きっとそういう場面だったのだろうと思うのですが、それでももっとリスクをきちんと見極めてほしかった。アメリカの医療保険やシステムの問題ですね。うつ病ももちろんですが、躁うつ病の自殺のリスクがさらに高いという事実を、もっと多くの医療者が認識しなければならないと感じさせられます。

浜田さんの手記を見ながら、同じ医療者として、息子さんの担当医はなぜもっとこうしてくれなかったんだろうと思うことは他にもありました。もちろん、様々な事情があったに違いないということも理解した上で、例えば浜田さんからの電話を受けても守秘義務があるからといって内容がシェアされなかったこと。

守秘義務を守らなければならない理由はたくさんあります。そして、家族だからといってすべてを伝えるわけではない。特にまだまだ親御さんのサポートが必要な若い大人の患者さんの守秘義務に関わる判断はセンシティブになるものです。でも、それを守り抜くことで大きな被害のリスクが想定される場面では、守秘義務は二次的なものになって、何より死を防ぐことの優先順位が高くなります。

そういった場面で患者さんとの守秘義務を破ったとしても、それは法的にも医師の罪にはなりません。もちろんアメリカは訴訟社会なので、患者さんから訴えられるリスクについては誰もが気にしていて、判断が難しいところはありますが、実際は状況を繊細にみながら、優先順位をつけて柔軟に判断しなければいけない。

そのうえで、たとえ患者さんの守秘義務を守るという選択をしたとしても、医者が患者さんに関する情報をその家族から受け取るのは自由なんですよね。守秘義務というのは、患者さんの状況について医者側から誰かに話すことはできないということであって、例えば患者さんの親御さんから電話がかかってきたときに、患者さんについての情報を聞かせてもらったりすることはできるわけです。私自身、「私から情報はお伝えできませんが、あなたが患者さんについての情報を私に伝えることで患者さんが良くなると思われるなら、ぜひお話ししてください」とお伝えしたりするんです。

もちろん、守秘義務の優先順位が二次的になることがあると言っても、すべてを伝えられるわけではないので、その場合にも、できる範囲で言葉を選びながら慎重に伝えます。広太郎くんの場合は、お薬は飲まれていたかわかりません。でも、お父さんに強い希死念慮があった時期があってリチウムで良くなられたと聞いたら、私は遺伝要因のことを考えて真っ先にリチウムを勧めていたのではないかと思いますし、お父さんに入院が必要なくらい強い希死念慮があったという家族歴を聞けば、なおさらハイリスクのカテゴリーに入るので、普通の人以上に自殺のリスクのケアを考えたと思います。また、広太郎くんも大うつ病ではなく、浜田さんのように躁うつ病だった可能性もありますね。

遺伝というものをどう捉えるか

内田　うつ病や躁うつ病のどちらにしても、精神疾患に遺伝要因が大きく関わるように、薬への反応にも遺伝性が見られます。親に良い効果があった薬は子どもも同じような効果が見られる可能性が高くなるのです。また、自死に関しても遺伝要因は大きいのです。やはり精神疾患やその症状や治療への反応は、生物学的な脳機能の発現なので、遺伝要素は大きく関わるのです。

浜田　息子には父方からのうつを遺伝させてしまったのではないかと申し訳ない気持ちを持ち続けてきました。ただ、その後話を聞くと、父の系統だけでなく他の親戚にもいろいろなところにうつの人がいることがわかり、誰からの遺伝などとは簡単に言えないようです。

内田　「自分の病を子どもにも遺伝させてしまった」と罪悪感を感じられる親御さんは珍しくありません。でも、私は少し違う見方をしているんです。生物として遺伝子の情報がなければ、その人は存在することはできません。遺伝するのは疾患のリスクに加えて、背丈や顔の特徴といった身体的な要素や、特技や趣味、考え方のくせなどの様々な要素であり、現代社会を生きる中でたくさんの「良い要素」と思われるものとともに「悪い要素」もどちらもあって当然です。

お子さんの愛くるしいと感じる表情や目を輝かせて取り組む趣味や特技、興味なども、親御さんから引き継がれた遺伝子が発現したものなのです。芸術にときめく浜田さんの心が遺伝したからこそ、広太郎くんはガラス工芸の才能に恵まれたのだと思いますし、短すぎる人生の中で彼が喜びを感じた瞬間の数々も浜田さんから引き継がれた遺伝子があったから起こりえたことだと思います。

浜田　自分に即して考えても、うつ病の遺伝子は困るが、他の良い能力や興味の遺伝子は残したいというのは勝手すぎるのでしょう。この対談を通じて、まるで診療を受けているかのようですね。いろんなことを思い出し、後悔には切りがないのですが、いまのお言葉はこころに響きます。

内田　何か悪い事が起きた後から、振り返って「あのときこうできたはずだ、ああいうふうにしていなければ」と後悔することはたくさんあるのは当然です。でも、そのときそうした判断には、その判断に至る過程や事情があるわけです。

例えば浜田さんは当時、うつのいちばん悪い状態からは抜け出されていたかもしれないけれども、そうは言ってもまだまだ回復の途上で、「やらなければならない仕事や予定を全て投げ出して、遠くの子どものもとへすぐに行こう」と思える状態ではなかったのではないかと想像します。

広太郎くんの医師に「治療費を自由に使ってもいいか」と聞かれたとおっしゃっていましたが、仮に広太郎くんに莫大な治療費を使っていても、その治療が彼に合っていたかもわからない。「あのときお金を使わせてあげていれば、彼はいまも生きているはずだ」と考えがちだけれども、でもそれもわからないのが現実です。

浜田　どうしても広太郎についてはこうすべきだったという話が多くなってしまいます。

亡くなったことが寂しい以上に、そちらの思いが先に来てしまう。まあ、人生とはいろいろあるからしかたないのであり、病気になったこと、子どもが僕よりも重いうつ病になってしまったのも運命というものなのでしょう。

また、重ねて今の妻に感謝します。まず、当時混乱のうちにあった私が手記を残す手助けをしてくれたからです。キャロリンは私と一緒に住んでから、僕がうつに悩まされているので精神的につらくなった際、彼女は女性の精神科医に相談したことがあるんですね。その医師は「うつの人は見ているぶんには何ということもないが、本人にとっては非常につらいものなのです」と妻に話してくれたと聞きました。言ってみれば、その精神科医にわたくしも救われたのです。

広太郎を亡くしてからの日々

内田　広太郎くんを亡くされた前後の浜田さんのことをもう少しお聞かせいただけますか。

浜田　入院生活を終えてからは、子どもが亡くなる前後を含めて、うつ病の束縛で明日にも死にたいという切迫感はなくなりました。そう考えると、やはり治療の観点からもっともよかったのは、イェール・ニューヘイブン病院に駆け込んだことなのだろうと思います。

おかげで希死念慮はなくなったけれども、例えば大学院の博士課程の学生は教えられなくなってしまった。そうすると大学院生としゃべる機会も少なくなる。病気になってからはパーティーにもあまり呼ばれなくなった。それでも親しい同僚は、アメリカンフットボールの「スーパー・ボウル」を見るパーティーに呼んでくれましたし、経済成長センターのラニス教授夫妻はテニスに誘ってくれて食事もごちそうになりました。こういう親切は心にしみました。

他の人も私の扱いに困ることがあったでしょう。東大の宇沢弘文先生がイェールまで尋ねてくれて「コーイチを呼び戻そうか」と言ったら、トービンさんが「こちらでも面倒は見られる」と言ったとかいうことを後で聞いたというお話もうしましたね。

ずっと後になりますが２０１０年に、国際交流基金日米センターから安倍フェローシップ・プログラムという安倍晋三氏の父君晋太郎元外相を記念するフェローシップをいただきまして、国際的な政策にまつわるテーマの研究に1年間給与が補填されるというので、日本の経済政策について、ハーバードのいろんな先生たちに話を聞きに行ったんです。すでに学者で一人前の浜田さんが若い人と競争してフェローに応募しなくてもというういわば日本的な声もあったようですが。私はわたくしなりに懸命でした。

しかし、ハーバードを訪れても、アマルティア・セン、リチャード・クーパーなど旧知の教授たちの歓迎は受けましたが、研究会に出ても論文を発表する意欲もなくて、なかなか満足に能力が発揮できない霧に包まれたような感じでした。講義できなくなった博士課程の科目も、イェール大から頼んだ他大学の先生（友人）が来て講義をしてくれている。あとになって、教務の教授に「もう少し学部に貢献せよ」と言われて学部生の「国際金融」の講義を持つようになってからはずいぶん良くなったんですけども、自分で教えられない情けなさも加わって、世の中すべてが暗くなった感じがしました。

このような状況では大学と距離を置いたほうがいいだろうからとの妻の配慮で、多くの同僚のようにキャンパスの近くに住まず、ニューヘイブンより北のウォーリングフォードというところに住み、そこから大学へ車で通っていたのですが、僕はいつもこの道を通りながら、自分は進むべき道を誤ってしまったと虚しく感じたりしました。当時はうつになると日々の段取りに関わる「遂行能力」が減退するとは思わなかったので、すべて自分のせいだと自分を責めることになりました。

夏休みにはコネチカット州から離れて、ロードアイランド州の夏の家で過ごすようになり、それも精神の休息には役に立ったと思います。キャロリンに感謝しています。

研究上は、なかなか回復のきっかけがつかめませんでした。少し時間が前後しますが、入院の約2年後、アメリカの永住権取得の関係で本来であれば外国へ出られなかったのですが特別の許可を得て、久しぶりにスイスのバーゼルで開かれる経済の国際会議に出かけたことがありました。

内田　スイスのバーゼルは私が小学生のころに住んでいた街でした。すごく綺麗な街で、思い出がたくさんあります。

浜田　その学会は国際決済銀行（BIS）が入るバーゼルの高いビルの近くで行われ、パーティーはそのビルの最上階で行われました。当時BISは金融を引き締めるのが好きな人たちが集まるところでした。日銀の速水優総裁も白川方明総裁もそうだったのではないでしょうか。

音楽好きの僕はパーティーをサボって、同じビルの地下でやっていた『ドン・パスクワーレ』というオペラを観に行きました。そのあたりもうつのせいでしょう。うつでなければ当然専門の人脈を重視して、学者と銀行マンのパーティーに行ったはずでしょう。

うつになると、人と話してもうまく対話できなくなり、社交の機会も減ります。昔は普通に話していた人でも、私から逃げてしまう人もいました。そんな態度はうつ病患者に言わせればうつに無理解でけしからんとも言えますけれども、実際に今まで普通に議論していたはずの相手の返答が急にあやふやになったりするわけで、逃げたくなるのも今はよくわかります。

どうやって人生を前に進むことができたか

内田　それにしても、お子さんを亡くすというのは人生の中で最も耐えがたく、つらい経験のうちの一つだと思います。うつが回復しかけてきたものの、まだまだ幸せや自信を感じられないようなところに、最愛のお子さんを亡くされた。打ちひしがれる思いも、「あのときああしていれば」と後悔の念に苛まれたのも当然のことだと思います。

いったいその事実からどうやって前に進むことができるのか、私には想像がつきません。子どもを亡くしてしまったら、次の日から1日いちにちを、さらに1年を、その先に10年という月日をいったいどうやって重ねていったらいいのか途方に暮れてしまうと思います。浜田さんは、どうやって前に進むことができたんでしょうか。

浜田　前に進むことができたとはなかなか言えません。もちろん息子の死も自分自身のうつも含めて、前に進むのはやはり難しかった。

社会人向けの、日本銀行や日本の官庁からの留学生が出席する修士の講義は始めたのですが、大学院生に難しい講義を教えるのは怖くて、同僚の先生が一緒に教えようとしてくれたものの、なかなかうまくいかない。

今から考えると、イェールも将来有望だと思ってテニュアで雇ったのに病気になり、しかもそんなときに息子を亡くして、すぐに回復しないということで頭を抱えたでしょうね。自分がテニュアで助かったことを棚に上げて言いますと、テニュアというのはそれがあるので表現の自由、思想の自由が保たれるといういい面があるわけですが、逆に言うと大学側は解雇もできないわけです。

内田千代子先生に紹介された心理療法士の先生は、短期間でしたけれどもよい認知療法をしてくれました。前にも話しましたが、ある時、「僕は問題を解くのが特に鋭くはないけれども、よい問題を見つけるのはうまい」と言いましたら、「コーイチがこんなにポジティブなことを言ったのははじめてだ」と言ってくれました。僕からもうまくフィードバックできたらよかったのですが、うつの状態で自信不足の時には、そういった人からの反応もつい過小評価して聞いてしまいます。

ただ、いつかは自分の経済学の見識が日本経済にも役立つときが来るはずだというかすかな自信は、心の奥にありました。それが希死念慮に立ち向かう大きな力になり、前を向いて、一歩を踏み出すきっかけになったのだとも思います。

　このようななか、急病の友人のピンチヒッターでＩＭＦ（国際通貨基金）の救貧政策を視察するアフリカ調査旅行に行くことになりました。開発経済の専門家である友人の東大の鬼塚雄丞教授がＩＭＦから委嘱されて、ＩＭＦがどれだけ現地の貧困対策に貢献しているかを現地調査に行く予定だったのですが、突如原因不明の病にかかって行けなくなり、間もなく亡くなられた。私は途上国の経済は全く専門違いですが、ガーナの元大蔵大臣クウェシ・ボッチュウウェイを団長にしたグループに加わりました。昔からの友人でＩＭＦの専務理事だったスタンレー・フィッシャーから「コーイチにでも頼んでみるか」という声がかかったのだとも聞きました。

　はじめてアフリカに行ってみると、生活水準も、生活環境も先進国とはまったく違う。安全面で怖いこともありました。しかし、心を入れかえるには良かったんです。北半球と南半球は星の位置も違って、月も寂しく優しい感じです。回教寺院の上に浮かぶ三日月などは、北半球では見られない雰囲気をもっており、息子を亡くした後の心に沁みとおりました。貧困状態にある人たちの暮らしぶりに接し、机上の空論ではいかない経済について勉強したのは、意義深かったと思います。

ＩＭＦへの視察報告も出版されましたが、自分の書いたところはほとんど残っていません。先進国の経済をもっぱら研究しているものが途上国の状態を大急ぎで学んだのですから当然かもしれないし、あるいはうつのために、文章を書く能力も損なわれていたのかもしれません。

ただわたくしは一つだけ調査に貢献したと思っています。途上国に行っても、ほとんど会う人は政府関係、中央銀行の人だけということが多いのです。しかし「貧困状態の研究ならば、農民、庶民に話を聞く機会を作ってください」と私が頼み、それがマラウイで実現しました。農民たちが楕円形の肥料だめ（Manure）の周りに集まり、話を聞くことができました。農業で実際に働くのは主に女性です。男性は外敵がこないようにと警護しています。もっとも、ＩＭＦでの報告会の時、会議室の机が楕円形だったので、「肥料だめも、この机と同じような楕円形ですね」と言って私の評判を落としたのかもしれませんが。

それから、子どもの死をきっかけに、文学の読み方や好きな音楽の聴き方もおそらく変わったんだろうと思います。ＷＴＯ（世界貿易機関）のあるジュネーブに出張しているときに、スイス・ロマンド・オーケストラの音楽ホールに行って、ワグナーの楽劇の少年ジークフリートが亡くなるのが自分のことのように思われ、またある時は同じホールで姉妹の演ずるモーツァルトの弦楽二重奏を悲しみとともに聴きました。

内田　なるほど。アフリカのように今までの日常と全く違う場所に行くこと、さらに生活水準や何が「普通」とされているかも違う世界に入ってみると、自分の思考回路も今まで通りの通常営業からシフトしなければならないこともあり、脳へのいい刺激を得られることはありますよね。また、南半球の月の美しさといった天体の大きさ、自然の偉大さのようなものを感じることも私たちを日常の苦しみから少し解放させてくれるものですよね。

　全くスケールの違う例を出してしまって申し訳ないのですが、私は大学生のころ失恋をしたときに、先ほど浜田さんのお話にも出てきたスイスに行ったんです。子どもの頃住んでいた国なので愛着があるのですが、スイスのアルプスの山並みの中で、何万年もの時間をかけながら氷河の形成や融解、地殻変動によってできたであろう壮大な渓谷の三次元の空間に囲まれ、自然の偉大さや時間の流れの継続性を感じることができた。その美しさに感動するとともに、私の日々の悲しみは小さく見えて、なんだか前進することができたのを覚えています。

経済理論から経済政策への転換

浜田　子どもの死や離婚がすべてのきっかけではないですが、ちょうどその頃、今までにやっていたような強く数学に依拠する数理経済学、理論経済学から、より日本経済の政策に具体的に役立つような経済学に興味が向かいはじめていました。もちろんうつ状態でしたから、自分から積極的に関わっていこうというよりもっと受動的な変化です。

日本での師にあたる東大の館龍一郎先生は、アメリカで出会ったイェール大のジェームズ・トービン教授の理論に立脚し、それがどう経済政策に結びつき、国民生活に影響を与えるかという学問体系に共感を持ち、浜田君もトービンのところで学んできたらと薦めてくれました。

わたくしがイェールでまだ貧乏学生だったとき、訪ねて来られた一橋大の篠原三《み》代《よ》平《へい》先生を、窓ガラスの壊れた自動車を運転してお世話したことがありました。のちにＭＩＴから帰ったばかりの篠原先生が経済企画庁の経済研究所長だったときに、「経済企画庁に来て経済政策の議論をやらないか」と誘ってくださったのですが、これは私がまだ若い頃の話でした。

そういう過去があったからか、うつから治りつつあった私に、「経済政策に興味があるのなら、企画庁に顧問として来てください」という形で誘ってくださったのが、文人でもあり、通産省（現経済産業省）出身で小説『油断！』で有名な経済企画庁長官の堺屋太一さんです。

顧問の経験も役立ってか、内閣府の経済社会総合研究所（ＥＳＲＩ：Economic and Social Research Institute）の所長として呼んでいただき、２００１年の1月から、２００３年の1月まで2年間務めました。学問の世界では、昔書けた論文が書けなくなったといった迷いの感覚が出ていたのに、政策のアドバイスは自分にとって新しかったためか、自由に政策意見を話すことができました。そのなかで経済政策のほうで頑張れるという自信が湧いてきたのだろうと思います。

私が所長のころ、小泉首相がお役人だけに政策の議論をさせるのではなくて、民間人の知恵をうまく使おうと言って経済財政諮問会議という取り組みを始めました。僕は諮問会議の正式な委員ではなかったものの、研究所長として陪席していて、いつも舞台の袖に近いところで会議の内容を聞くような具合でした。当時の小泉首相や福田康夫官房長官が民間人にも政策の議論をさせようという新しい考え方を持っていたおかげだと思います。

そして当時日銀の金融政策が引き締めすぎだという意見を表明していた私に、日銀総裁の前で充分に時間をとって進言をする機会を与えてくださった。当時の日銀総裁だった速水優さんは、ＩＭＦのフィッシャー専務理事も語っていたように、折り目正しいクリスチャンで、大変人格的に敬服すべき方でした。ただ金融政策に関しては緊縮派で、円高論者でした。ところで、私は「日銀が日本の産業界を苦しめている」という論文を書いていた。そこで諮問会議でおそらく福田官房長官の許可を得て、日銀総裁の面前で「日銀の金融政策はもっと緩和してほしい」とお願いしたのです。

それは、速水総裁の考えを変えることはできませんでした。しかし、どうもそのとき、当時官房副長官だった安倍晋三氏が聞いておられたようです。そのときはまだ安倍氏とはご挨拶を交わす程度でしたが、のちに第二次安倍政権発足時、参与として呼んでいただきました。金融政策も財政政策も、日銀とか財務省のような管轄機関が最もよく知っているはずなのですが、時には世の中よりも自らの組織のために有利なことを提言してしまうのです。管轄の役人や中央銀行家に聞いているだけではだめで、政治家は本当の意味の専門家である学者の提言も聞いてほしいのです。それが安倍首相がわたくしを後にスカウトしてくださった理由だと思います。

政策にこのように関与し始めることで、経済学を研究したり教えるのとはまた違った形で自分の意見を述べる機会が生まれ、それが日本のマクロ経済政策にわずかでも影響を与えられるという体験が、うつ状態の解消に役だったと思います。院生に笑われるんじゃないか、僕よりもっと頭の良い同僚に馬鹿にされるのではないかなどの劣等感を忘れるようになってきたのです。自分の意見を率直に述べる自信が次第に戻ってきました。

内田　うつ病を抱えながら重責である内閣府のポジションに就かれたと伺うと、そのプレッシャーでさらにうつ病の悪化で苦しまれる状況になる可能性もあったのではないかと逆の展開を思いましたが、現実にはむしろ好転につながったわけですね。

また、政策に関わるほうが大衆からの批判の声は多くなる気がしていたのですが、浜田さんにとっては学生や学者の目の方が怖かったというのが興味深いと感じました。アカデミックな研究ではなく、もっと直接的に国の進む方向を舵取りされるポジションに就かれて具体的な貢献をされることによって自信も回復され、うつにとっても良い効果があったということでしょうか。

浜田　人間は何らかの意味で自分の現状を肯定するシグナルが欲しい。僕の東大でのゼミ生で、近頃惜しまれて亡くなった山崎元氏が、『経済評論家の父から息子への手紙』（Ｇａｋｋｅｎ）で述べているように、人の幸福は「自分が承認されているという感覚」に左右される。それに似たような感覚で、学者にとって重要なのは湯川秀樹博士の述べていたと言われる「自己承認欲」だと思います。

政策に携わって自分がやることが何か世に役に立っていると思うことが自己承認欲を満たしてくれる。いろんな人と議論して経済政策を進めると国民にもその効果が及びます。それでみんなからも一人前として認めてもらえるのは肯定感があった。自分の学問の成果を自分自身で評価しようとしても、論敵はこう言うだろうとか考えて自意識がきつくなりうつにまでなったのが、それが国民生活に役立つかもしれない政策を考えたことで袋小路から抜け出すことができたわけです。

経済社会総合研究所の所長として2年間務め、政治の中枢におられた政治家、安倍首相と知り合いになり、経済政策を議論、提言できたのは幸運なことでした。それだけに、無法な暗殺によって安倍先生が亡くなったことは極めて深い悲しみです。

アベノミクスが実現したこと、やり残したこと

浜田　さて、戦後の歴史を見ると、円安だった時期のほうが日本経済は生き生きとしていた。円安でエズラ・ヴォーゲルから「ジャパン・アズ・ナンバーワン」とおそらく揶揄を

も含めて言われていた日本の成長経路は、日本の貿易相手、欧米の産業にとってはハンディがきつすぎたと思います。そこでドル高を是正しようとして、米・英・独・仏そして日本の代表がニューヨークのプラザ・ホテルに集まり各国の金融政策を変えて円高の体制に変えようとしたのが、「プラザ合意」です。

円高を保つには、日本の金融政策を諸国より引き締め気味に保っていかねばなりません。それに最大限の協力をしようとして、そしてまた１９９０年に向けて起こったバブル崩壊の後遺症を警戒しすぎて、引き締め政策を長く続けて円高に誘導し続けたのが、日銀総裁の三重野康、松下康雄、速水優、福井俊彦（彼は金融緩和をかなり効果的に続けたのですが、残念ながらゼロ金利解除を急ぎすぎた。しかし最後に引き締めました）、そして白川方明の各総裁です。これらの日銀総裁は、変動為替制度の下では為替レートが金融政策で操作可能なことを十分に理解しなかったか、理解していても正しい政策を実行できなかったわけです。日本が貿易立国を続けるのを完全に阻害し、平成時代の「デフレと沈滞の20年間」をもたらしたのです。

この状態から日本経済を救ったのが、「アベノミクス」を実践し、そのために最適任の黒田東彦日銀総裁を指名した安倍晋三首相でした。第二次安倍政権は、２０１２年末から始まりましたが、もっとも成果を上げたのは、コロナ禍のはじまる２０１９年の終わりごろまででした。その間に４００万人以上の新規雇用が生まれたことが知られています。

　ところで、年度ではなく四半期のデータを比較すると、第二次安倍政権の初め（２０１３年、１―３月）からコロナ勃発の前（２０１９年、10―12月）の間には実は約５５０万人の新雇用が生まれているという結果が読み取れます。５５０万人と一言で言いますが、東京ドーム満員の収容人数が約５万５０００人ですから、その１００個分の雇用が生まれたわけです。新卒の就職状況も緩和して、大学教授がゼミの学生の就職先を心配しないでよくなった。これは、人々に幸福感をもたらしたといえないでしょうか。

　非正規社員の雇用、とくに女性の雇用はめざましく増えた。しかし、日本の支配層にあたる中年の正社員の給与はあまり上がらなかった。正社員でいる人の方が必ずしも生産性が高いとは限らないので、これも自然なことではありますが。ただ、みんながたくさん働いて外国からの企業収益も高まって、国民総所得（ＧＮＩ）も増えたけれども、人々が豊かになった感覚がないと言われているのは、雇用が増えてもそれは非正規の部分が多くて賃金があまり上昇しなかったことによります。安倍さんは、為替レートが高すぎて日本企業が国内で生産できない苦しみを、金融緩和と円安で解消し、女性を含め非正規の雇用が増えた。日本の労働市場の民主化を助けたのです。労働者全体の平均賃金はあまり増えなかったのですが。

これはわたくしの反省でもありますが、安倍さんの時代に国民がもっと冒険してアイディアを育て、労働生産性をあげる政策も同時に必要だったのでしょう。各人の得意な点をより伸ばして個性を磨くような教育を普及しなければならなかった。今でも遅くないのです。それに、私も2019年の3度目の消費税増税の決断には反対の意見を述べるべきでした。そういった政策の不備もあって、いまも国民に豊かになった感覚がない状態が続いているようなのは残念です。

内田　550万人の新しい雇用というのは歴史的に見ても偉業ですよね。多くの人が働けるようになったことで国全体の生産量や労働生産性も向上し、新卒者の就職の心配も少なくなった。このように日本経済を豊かにしたのは評価されるべきアベノミクスの貢献ではないでしょうか。

浜田　その点を認めないジャーナリズムは間違っています。

内田　日本社会で一人ひとりがそれぞれのユニークな能力を伸ばして冒険ができるような文化が広がることは私も強く願っていますし、先ほど申し上げた通り、私はそれこそが一番長期的に効果のある経済政策なのではないかと思っています。

ここで、女性の非正規雇用が増えたということについて質問させてください。もちろん雇用はないよりもあった方がいいので、女性の雇用の受け皿が非正規であれ増えたことは良かったということは間違いないでしょう。しかし、日本の女性の労働者の正社員比率が低く、非正規雇用率が高いことは、やはり男性と比較すると考えさせられるところがあります。男性の非正規雇用も同じく増えているものの、正社員における男性比率が圧倒的に高く、この差異は男女間の大きな賃金格差をはじめとする経済的ジェンダーギャップの大きな要因でもあると語られています。

こう考えると、女性の職が増えたことが事実であっても、低賃金で雇われる女性労働者が増えたことは、誰にとっても暮らしやすくなったとは安易に言えないところもあるのではないかと思うのですが、この点はどのようにお考えでしょうか。

浜田　そうですね。現状を見ると本来なら実現されるべき同一労働、同一賃金の姿とはかけ離れた形で雇用全体だけ増えたのを喜んでいていいのかが、正しい意味でのアベノミクス批判として残ります。日本女性の貢献度、活躍度を国際的に比較してみても、各先進国にかけ離れて劣るのをどう考えるかというのが、舞さんの指摘でしょう。

ただ、たんなる雇用量の改善、そして女性雇用量の改善も基本的に重要で、その点ではアベノミクスは当時の状況ではよく機能したことは間違いがないのです。とはいえ、理想の労働市場の姿から言えば、日本の労働市場に男女同一賃金、同一能力＝同一賃金の原則が成り立つように変えていかねばならないのです。

内田　そのためには具体的にどういった道筋が考えられるのでしょう？

浜田　手始めとして、いまの女性労働の活用を阻害している、税法にある主婦の年収約１３０万円近くにある共稼ぎの壁を撤廃する必要があります。これはおそらく、女性をなるべく家庭にとどめようという男性優位のイデオロギーに依拠した法制であると思います。つまり、いま共稼ぎの主婦が年１０６万円、または１３０万円を超えて働こうとすると、それ以下で免除されていた社会保険料を支払わなければならなくなっている。これが、非正規労働の女性の一層長く就業しようとする意欲を妨げています。

したがって、この壁がなかったならば、アベノミクスの女性労働者増加はもっと顕著であったと考えられるのです。またこの制度の下では、雇用する側も、賃金を増やすと社会保険料負担も増えますよという形で、女性労働者を安く使うインセンティブが生まれるのです。世界的に見ても、日本の職場での女性の活躍度が低いのはこのような制度的条件、税法上のハンディが女性にはあるからです。さすがに政府もこの状態を打開するように動き始めているようですが、税制による事実上の差別が完全になくなるまでは時間がかかるでしょう。

要するにアベノミクスの円安誘導とそれにともなう量的改善は有効でしたが、そこで男女の本質的な平等を実現するには、より根本的に法制度を含めた質的改善が必要なのです。このような制度的条件が不備であり、自民党の一部にまだ残る男性優位の考え方から安倍首相も全く解放されていなかったのです。そのあたりにもアベノミクスに対する世間の関心が冷えている理由があるのかもしれません。そして以上のことは、アドバイザーとしてのわたくしの自己反省であり、将来に向けては現岸田政権に対する要望でもあります。

内田　アベノミクスが実現した成果は大きいけれども、同時に浜田さんとしてはやり残したと思われる点もあるのですね。日本政府に残る男性優位的な価値観にも踏み込んで具体的に発言してくださってありがとうございます。きっと読者の方もこの箇所を読んでハッとされるのではないかと思います。

男性優位な価値観が自民党政治に留まらず日本社会全体において揺るがないこと、まさにそこが最後の砦だと私もアメリカにいてもどかしく感じるところなのですが、その砦を崩すには日本にどういったことが求められると考えられていますか。

浜田　まずは、日本のように学歴がいいだけで会社にいつまでも勤めていられる制度は、日本経済の成長阻害要因です。個人それぞれの企業に貢献する度合に応じて賃金は払われなければなりません。

安倍さんはわたくしとの対談で、安倍家で初めは夫が60万の月給をもらっていたのに、妻が月給10万円で働けるようになったというケースを提起しています。家計は（したがって国民経済も）総合的に改善します。正規雇用と非正規雇用を分ける市場は問題がありますが、失業がなくなるのが第一で、雇用を増やすことにより国民全体が豊かになったことは確かです。ただそこからさらに男女均等にするには、別の努力が必要ですね。

内田　私がハーバードの研修医だった頃、指導医から「研修医として果たすべき責任は全員同じで、そして休む権利も同じようにある」と言われたことを思い出します。男性でも女性でも同じ責任を果たす機会が与えられ、果たした責任が同じであれば、同じ給与と待遇を得られるべきでしょう。

また、責任という点で、日本では女性が家事育児を担う時間が男性の5・5倍であるという調査結果が発表されました。家事育児という誰かがやらなければならない無償労働の責任と評価に不均衡があることも含めて、ジェンダー不平等問題は法や政策を使ったアプローチと同時に、教育や啓発による意識のアップデートも国全体で必要な状況だと感じます。

浜田さんがいい学歴さえあれば会社にずっと勤めていられる日本の労働システムの問題点を挙げられましたが、学歴一つとっても、女の子は男の子に比べて進学を期待されない無意識のバイアスがあったり、あるいは近年露呈したように、医学部入試では男性と同じ点数を取っても女性が入学できないような仕組みも暗黙裡に残されています。あるいは就職してからも、男女に寄せられる期待度には依然として開きがあり、同じ企業の中で学歴も実力も同等かそれ以上であっても、男性に比べて昇進がまわってこないような構造的差別のなかで女性たちは生きています。

また、こういった労働に関わるイシューは「女性の働き方の問題」として扱われがちですが、女性が働きにくい労働環境というのは実は男性をも苦しめていると思います。例えば、医学部入試の女性差別問題が発覚した際に、多くの医師が「出産で女性医師が欠けることで病棟は破綻するから、なるべく女性を医師にさせない施策は必要だ」と語りました。

こういった意見を聞いて、私は女性差別が他の問題、具体的には長時間労働の隠れ蓑にされていると思いました。病気や怪我は誰に起こるかわからないし、あるいは休暇は誰でも必要なのに、一人でも欠けたら破綻するほど過酷な職場での長時間労働が当たり前とされていること自体がそもそも問題だと思います。そしてその前提が男性には自明のこととされていることもまた問題だと思ったのです。医師の過労死や自死率は男女ともに他の職種よりも高いことも考えると、ジェンダーに目が行きがちな話題ですが、同時に根幹にはもっと根深い問題も潜んでいるのですよね。

税制のことも、雇用のことも、全て個人の生活や社会のあり方、メンタルヘルスにまで直接影響することであり、あらゆる角度からのアプローチが必要なのかと思います。

浜田　そうですね。そのためにも、まずは雇用を増やし、次にその雇用の条件や内容を吟味する、などと手を付けられる問題を一つずつこなしていくことが大切ですね。このようにどうしたら国民を豊かにできるかに頭を使っていると、自分がうつ病であるということを忘れてしまうわけですね。

何がうつを引き起こしたのか――遺伝か環境か

浜田　それにしても、精神医学のお話のつもりで始めてみた対話も実にいろんなところに枝葉が伸びてしまいますね。

内田　人間というのは実に多面的ですよね。だから、一つの話題について話していても、それぞれの経験や興味によって話が広がるわけで、私はこういった人間の多面性こそみんなで祝っていきたいと思っています。

逆に日常生活の中で特に仕事となると、ついつい一つの世界に閉じこもってしまうことが多いものです。本来、人間は誰かが定めた一つのゴールを目指す必要もなくて、様々な興味と目標をもっていいはずなのに、いわゆる学歴社会は小さな世界の中で一つの目標にみんなが向かって走る傾向も強く、その目標が達成できなければ失敗や敗北を感じやすいんだと思うんです。

勝敗がはっきりしているスポーツ界もそのひとつで、オリンピック出場がかなわなかったり、勝負に敗れて大きな挫折感を抱くとはよく聞くところですし、アカデミアもそのような世界の一つなのだと思います。また、逆に外から見たら成功している人でも、実は苦しみを抱えていることもあるので、成功＝幸せとも限らないわけです。

浜田さんも、研究を通して新たな概念や発見を見出していく学問の素晴らしさを知りながらも、学問の世界だけにとどまらずに、ご自分の知識や力を政策という学問とは少し違う形で発揮されたことで、少し心がいい方向に向いたようですね。

浜田　宇沢弘文先生は数理経済学、そして環境経済学の世界のリーダーでした。私がPh. D. をとるころ、シカゴで開かれたアメリカ経済学会の年末の大会で初めて奥さまにお会いしたとき、「宇沢にはクリスマスも正月もないのです」と言われたのが印象的でした。

そしてアマルティア・セン、ジョセフ・スティグリッツなどを含め20世紀を代表する経済学者に私が初めて会ったのは、宇沢先生の研究会の席上でした。彼らをはじめ、多くのノーベル経済学賞受賞者が宇沢先生に指導を仰いでいたのです。宇沢先生からは、経済学を世界から輸入して日本経済に役立てるだけではなくて、自分から新しいアイディアを創造して経済学に貢献することを教えていただいた。本当に目を開かされたのです。

ただ、もしかすると、ゲーム理論をあまりよく思っていなかったような気がします。そのせいかしれませんが、ある時、「浜田君は、学問に行き詰まったので『うつ』を口実にしているのではないか」と言われたことがあります。これは、普通はうつ患者には言ってはならないことです。

しかし、経済学の発展を基本からみてみると、ゲーム理論あるいは数理経済学全体に全く問題がないわけではない。例えばゲーム理論も、国民生活に役立つものにしたいという思いで研究をしているのですが、おとぎ話ぐらいのことしか出てこないことに僕も悩んでいたのかもしれません。「孫子の兵法」にしても、戦いに関するいろいろな知恵を与えてくれますが、具体的な戦いでの最適戦略を教えてくれるわけではないのに似ています。

人が競争するのは当たり前だから、ＷＴＯやＩＭＦなどのように各国の政府を集めて政策を協調させればいいのですが、それを皆に喜んで採用してもらうには大変な工夫がいります。しかし、あとで相手を裏切ることが有利な状況が訪れることもある。すると政策協調の枠組みがあるから裏切らないという保証はないわけです。結局は「囚人のジレンマ」と言われるように、協力すればうまくいくものの、協力を続けないほうが得になると、協力が破られる可能性もある。いろいろ概念や定理を発見しても、結局それが現実に役立たないこともある。

だから高い次元から見ると、宇沢先生の言い方は正しかったともいえるのですが、言われた本人はなかなか苦しかったわけです。

宇沢先生の弟子にも二通りの後継者がありましてね。数理経済学と社会正義の追求それぞれの後継者です。私は経済学部でいわゆる経済学を学びましたが、宇沢先生は高度の数学の秘密兵器を持っていた。先ほど述べたように、当時の世界的に有名な理論経済学者はほとんど皆彼が指導したようなところもありました。今の日銀総裁の植田さんも彼の弟子です。宇沢先生は、数理経済学の研究では精密な理論を研究する傍ら、自ら成田闘争などもやられていて、弟子もその全部についていくのは大変だった。

内田　「うつを口実にしている」ということは未だによく言われる文句だということは、大坂なおみ選手のエピソードと共に前に語りましたが、浜田さんも他の方から言われたという「○○があったから、うつになったのでしょう」というフレーズもよく聞くものです。

一般的には何か原因があって気分が落ちてうつになるに違いないと思われがちなんですが、必ずしもそうではなくて、実際には遺伝要因や脳機能といった生物学的な影響でうつ状態になるケースが非常に多いということです。でも、もともと脳の機能のなかにうつになりがちな要因があって、何か出来事があったときに、その脆弱性が刺激されてうつになる方向性が加速することはあります。

たとえば、骨折に喩えてみますと、ほとんどの人が普通に生活するなかでは骨折はしないものの、事故などの大きな衝撃を受けると骨折をすることもあります。それに対して、骨粗鬆症などで骨密度が低い場合には、小さな転倒、あるいはときには衝撃がなくても骨折をすることもある。このように、もともとの生物学的な素質と環境が両方影響するのです。

浜田　おっしゃること、１００パーセントよくわかります。何か具体的な出来事によってうつが引き起こされることもわかるし、何もなくても躁うつの症状があるときには攻撃的になったりすることもありました。体質的にも私は浮き沈みがはっきりしているところがあると思います。

考えるのは自分だから、自分が考えをコントロールできるはずで、うつなんか治るはずだとか考えてしまう。しかしうつ的にゆがんだ考えが出た時にはそれを自分で正すことができないから問題なのです。そんな時には薬が助けになるのです。うつになるのは風邪と同じだから気にするなとアドバイスをする人もいますけども、本人にとってみれば、状態を直すことができないから、あるいは気にすることを止められないから問題なのです。

内田　そのとおりです。もちろんうつになってもコントロールできる部分もありますけれども、気分のコントロールというのはものすごくエネルギーを使うもので、また複雑な脳機能を要するんですね。特にうつのときには日常生活を送るだけでも相当な脳の疲労を経験するので、そこからさらに何か新しいことを考えるハードルというのは非常に高いんです。健康な人からは小さな一歩に見えるその一歩が、うつの状態にある人にとってはものすごく大きな一歩であるわけです。

音楽の効用

浜田　最初の舞さんの質問に戻りましょうか。広太郎の死もありながら、どうして歩いて来られたかというと、ひとつには昔から好きだった音楽に救われたところもあったと思います。

　私はあまり人がやらない作曲が趣味で、イェールの大学院の時には音楽学部の授業に潜り込んだり、作曲のレッスンを受けたりしました。MITにいる時には名門ニューイングランド音楽院の地域向けサービス（コミュニティ・サービス）のジャズの作曲コースに出かけたりもしました。そして、イェール大学に赴任してうつ病で入院したあとで「自分の経済学はだめになったのかな」と感じて街を歩いていたら、あるとき、ネイバーフッド・ミュージック・スクール（近隣音楽学校）という一般向けの音楽学校を見つけたんです。

内田　ネイバーフッド・ミュージック・スクールには私もニューヘイブンに住んでいた小さい頃、通っていました。また、私の夫はイェール大学音楽学部の博士課程、またニューイングランド音楽院の学部出身のチェリストなので、実に身近に感じますね。

浜田　そこで、趣味の作曲のコンテストで「メヌエット募集」というコンテストがあるのを見つけたのです。家にあったオルガンで音を確かめながら応募すると、どういうわけか入選して演奏してくれた。家内が言うに審査員は嬉しそうでなかったというのは、子ども対象のコンクールであったからかもしれません。そのあと同音楽学校の社会人向けの作曲のコースに出かけるようになりました。曲を書いて行くと、先生が「よくやってきた」なんて褒めてくれて弾いてくれたりもした。とにかく褒めてくれる文化を嬉しく感じました。

　それから、ニューヘイブン・シンフォニーのバザーの懸賞として、同シンフォニーを指揮させてくれるというのを家内が見つけてきたことがありました。家内はその昔、鎌倉の中学校時代、わたくしが少女合唱団の指揮者の助手（先生のいないときの代理）をしていたことがあるのを知っていて、「5分間ニューヘイブン交響楽団を振るのはどう？　ウィンナワルツでも？」と提案してくれたのでした。もちろん、それには大変気を惹かれたのですが、本業の経済学もまともに教えられないようでは指揮のお遊びもないだろうということで断りました。そしてその翌日家内から、「離婚したい」という青天の霹靂《へきれき》のような言葉がありました。

内田　その指揮のことも、奥さまにしてみたら、きっと浜田さんに元気になってもらえる機会なのではないかと思って「やってみたら？」と言ったのでしょうね。どうしたら浜田さんの気分が快方に向かってくれるだろうかと必死に考えてらしたのだと思います。一生懸命考えて提案したのに、それもやらないと言うなら、どうしたらいいかわからないという思いもあったのかもしれませんね。

浜田　ああ、そういう解釈もあるんですね。私には、そのときはもう別れると決めていて、サヨナラがわりの置き土産のつもりだったのではないかと思い、複雑な気持ちでした。

内田　もちろん浜田さんにとって奥さまとのお別れはとても辛い思いだったでしょうね。

音楽に関して、そういえばチェリストである私の夫のコンサートにもいらしてくださいましたね。また、先ほどもお話しいただきましたが、浜田さんは内閣参与として活躍されていた２０１６年にご自分で作曲された曲のＣＤも制作されたんですよね。そのＣＤリリース記念のパーティーには私の両親も参加させていただき、感銘を受けておりました。

浜田さんには音楽の世界もあって、ピアノを弾いたり作曲をされたり、ご自身の創造性を発揮されるという一面もある。あるいはご専門の経済ではアカデミックな研究をされることもあれば実際の社会に関わる経済政策に携わられたりもして、いままた経済理論の探究に取り組まれている。ご家族もお友達もたくさんいらっしゃる。多面的な側面が誰にでもあって、その多面性を抱きしめることができるはずですし、多面体のなかの別の側面から救われるということもあるのではないかなと思います。

第6章　回復への道

アベノミクスとゲーム理論——経済理論と政策のつながり

内田　こうやってお話を聞いてきて、浜田さんが大学院生を教えられなくなったことをご自分の大きな失敗だと受け止められていらっしゃることは意外でしたが、経済政策に関わられてからはそのような思いは消えていったのでしょうか。

浜田　経済政策に関しては、とにかくやりがいを感じましたし、授業のときのように「論じるのが怖い」と思うことはありませんでした。だから、気分の方もアップダウンなく過ごせました。しかし、それでも経済理論の分野で学術的な論文発表が停滞してしまったことには後ろめたさを感じていましたね。

もっとも理論家として認められたのも、ゲーム理論を使って各国の経済政策の駆け引きを分析したところにあったので、政策と無関係ではありませんでした。この対話ですでに何度かお話をしてきたゲーム理論ですが、経済理論と政策のつながりをわたくしの研究にひきつけて少しお話ししてもいいでしょうか。

内田　もちろんです。

浜田　従来はチェスなど室内遊戯や、数理経済学だけに応用されていたゲーム理論を、戦略の相互の駆け引きがよりはっきり見える経済政策、特に国際金融市場での各国の金融政策の相互関係の研究に応用しようとするのがわたくしの目標でした。

国際経済の場で各国が金融政策や財政政策を行っているのは、いわば各国がゲームで争っているようなものです。ゲームは国際金融体制の決定というゲームと、ゲームのルールの下での政策競争、あるいは政策協調を行い合うゲームとの2段階からなります。具体的には、従来支配的だった各国の為替レートを固定する固定為替制度か、ブレトン・ウッズ体制崩壊（1973年）以後支配的となった変動為替制度のいずれを選ぶかがルールの選択です。

この場合、どのようなゲームのルールでプレイするかがあらかじめ各国間で合意されていなければなりません。例えばマージャンを遊ぶ前に、リーチに関するルールを決めるようなものです。このような政策レジームの決定とその下での政策の競争は、この順序で行われるものの、各国はルールに合意するときに、そのルールではどのような政策競争の結果が生ずるかを想定して、自国に有利なものを選びます。ここでゲーム理論の手法が有効なのです。

政策競争、協調の研究に関しては、そのころロバート・マンデルとともに国際金融分野のリーダーだったシカゴ大学のハリー・ジョンソンは、チェスのたとえを使って、「相手国のキングがこう動くと、自国のクイーンはこう動くというのがコーイチの議論である」と説明してくれました（拙著『国際金融の政治経済学』、創文社　１９８２年、ＭＩＴ出版から英訳　１９８５年）。その後政策的に重要になったことは、固定制度の下では相手国が金融緩和してきたら、金融を抑制的にしなければならないが、しかしながら、変動制の下では相手国の金融拡大が自国の通貨高を生んで不況圧力となるので、金融を逆に拡大しなければならないということです。このデビュー論文を発表したミシガン湖畔の会議場の美しい建物は、旧帝国ホテルと同じようにフランク・ロイド・ライトの建てたもので、いまも青春を思い出します。

　これはわたくしのその後の政策提言と関連するのですが、日本の金融政策は、リーマン危機の時、他国の破格の金融拡大に対応して、金融拡大をすべきなのを怠ったために日本産業は不況に陥ったのです。その後、金融拡大してこの危機を救ったのが、黒田日銀総裁の異次元の金融政策であり、アベノミクスであったのです。

内田　アベノミクスとゲーム理論はそのようにつながっていたんですね。いまの浜田さんのお話を伺って、経済理論の研究と政策提言の内容が連続的につながっていることがよくわかりましたし、経済理論なくしては政策も生まれ得ないことがわかりました。

浜田さんは経済政策でご活躍されながらも経済理論の分野で学術論文の発表が停滞してしまったことを後ろめたく思われているとおっしゃいましたが、もしかしたらアカデミックな世界での評価基準が、「応用よりも理論の方が偉い」という軸に寄ってしまっているからなのかもしれない。あるいは、日本の受験戦争文化を通じて常に学術的に高いレベルにあることが最重要だという価値観が内面化されていて、それが悪影響をもたらしたのかもしれないと思いました。もちろん、経済理論の研究を精緻に前に進めるのも重要なお仕事であり、しかし私は理論を応用して現実の人間に関わる政策を立てることにも同様に価値があると思います。

浜田　おっしゃる通りで、理論を突き詰めることこそが真の経済学者だというイメージがあります。「数理経済学者が司祭であり、例えばデータを集めるのは下の階級だ」と。この風習を冷やかした北欧の学者もいますし、私もそう思ってはいませんが。

多様な軸があるということ

内田　例えば、私の所属するハーバード・メディカルスクールは、テニュアがないことで知られています。また、アメリカの大学は秘書さんやリサーチアシスタントなどの人件費、研究の機材などの費用だけでなく、私自身の給料も自分で研究費を獲得して、そこから払わなければならないんですね。テニュアがないということはつまり、研究費を獲り続けないとキャリアが終わってしまうということです。これはなかなか残酷ですが、世の中のスタートアップ企業などと同じですね。

また、ハーバード・メディカルスクールの昇進制度は実に厳しく、私も今までインストラクターからアシスタントプロフェッサー、アシスタントプロフェッサーからアソシエイトプロフェッサーと昇進してきたのですが、その都度その審査のために提出しなければならない書類の多さ、そして審査過程の長さに疲弊しておりました。

今は私も昇進を審査する委員会のメンバーに入り、どうしたらもっと多くのスタッフを昇進させられるかといった議論をしているのですが、ハーバード・メディカルスクールで昇進するための評価には、実は複数の軸があるんですね。もちろん「研究」の項目はとても重要視されていて、具体的には研究の論文数、その論文が研究業界に与える影響力を示すインパクトファクターの大きさが一番評価に影響します。さらに、研究費の獲得額でもはかられています。

それと同時に、「臨床開発（clinical innovation）」といって、臨床で患者さんを診るなかで、どれだけ専門知識を生かし、ほかの医療者にはない知見を患者さんのために提供できているかという評価軸もあれば、国家や州の政策に関わることや、メディアを通じた医療情報の提供や啓発活動など、どれだけ一般市民のために良い影響を与えたかという、「公共へのサービス（service to the public）」という評価軸もあるんですね。

というのも、どんなに研究が進んでも、どれだけ臨床開発が進んだとしても、患者さんに必要な情報が届かないと、予防への行動を踏み出してもらうこともできなければ、治療へアクセスしてもらうこともできない。最終的には患者さんの認識と選択にかかっているからです。だから一般市民の方々が医療機関にかかる前に、彼らにどんな情報を伝えることができるか、そしてそのためにどのようなシステムの構築が可能かということがとても重要視されています。例えば、精神科の病についてよりよく知ってもらい、精神科にかかる人への偏見を取り除く働きかけをすることによって、多くの人が恥を感じずに、精神科クリニックの扉をノックできるようになること。それもまた「一般市民の健康にベネフィットを与えるサービス」になるわけですね。

また、浜田さんが大切にされている「教育」も評価軸の一つです。医学生に医学を体系的に理解してもらうためにはどのような授業や実習が必要かなど、次の世代のための教育を改善することも評価の対象です。そして、学生だけではなく、専門性の高い聴衆に教えられるかということもみられます。

この項目のうち、すべてが満たされていなければならないわけではありません。「研究」あるいは「臨床開発」による分野への貢献はマストなのですが、それ以外の指標も昇進において全般的に評価されるんですね。医学というのは直接的に「人」を対象にした分野なので、そのぶん、他の学問分野よりも評価軸が多様で多角的なのかもしれませんが、私は各分野に、それぞれいろんな評価軸があっていいのではないかなと思います。

浜田　まったくそう思います。

内田　浜田さんは経済理論の研究面においてもおそらく十分に貢献されていますが、そうでなくても、もしハーバード・メディカルスクールの昇進制度を適用したら、先生は経済政策に関わられているから「公共へのサービス」と、学問の知識を実社会に応用した「臨床開発」の部分でずば抜けている点を評価されたのではないかと思います。そしてもしかしたらそのように多様な貢献を評価するシステムが経済界にもあったなら、浜田さんがここまで追い込まれる思いをすることもなかったのかもしれないと考えてしまいます。

浜田　若い時期は、学術研究のほうはうまくいっていましたが、関心領域が象牙の塔の世界だけに偏っていたと思います。学問がどう実社会に、人々の生活に関わる形で役立つのかについては、お役所や政策の世界に出てみてようやくわかる面がありました。むしろ今のような歳になると、純粋な理論分析の力が衰えているからかもしれませんが、経済学やその政策提言がみんなのためにどれだけ役に立つのかという感覚は保っているつもりです。

内田　なるほど。私の父は分子生物学者なのですが、日本から海外でPh.D.を取りに行く学生たちにかけた言葉で印象に残ったものがありました。研究のキャリアを目指す若者は、最初は「自分は何か一発当ててやるぞ、発見してやるぞ」という野心に満ちていて、「誰のために研究をしているか」と聞くと「自分のため」と答える学生が多い。それは悪いモチベーションではないのだけれども、年月を重ねて経験を積むにしたがって、自然と「誰かの健康や幸せのためになることをしたい。誰かのためになる研究をしたい」というふうに変わっていくものだと。そんなことを言っていました。

私の父は子どものころにお母さんを癌で亡くした経験から、生涯、癌の研究をしてきました。癌の発生のメカニズムを分子生物学的に解明すること、そして自分の研究が将来、癌の予防、治療につながるようにと願っていましたし、今も願い続けていると思います。

学問の世界の隘路

浜田　僕は経済政策をアドバイスする世界に入る前は、学者の世界は情実も入らずに論理に忠実に努力した者が受け入れられる、理性の支配する純粋な良い世界だと思っていました。ところが、経済政策となると、提案の内容がいくらよくても、実際に政治家がそれを進めてくれなければ意味がないわけです。そのためには、いろいろ政治家や官僚を説得しなければならない。政治と権力との緊張関係のなかで動かなければならない。

学生時代に僕が逃げ出した法律学はその時自分に向いてはいなかったことは確かです。しかし、内閣官房参与になってからは、法学部で学んだことがむしろ自分には必要になってきたのです。よい経済政策は、人をより豊かに、より幸せにするものでなければならない。そしてそれが少しずつでも実現に向かうものであってほしい。

僕は最近ある大学の学長ともお話ししましたが、学者同士の付き合いに閉じこもると、学術の世界しか見えない人が多くなる。自分の研究分野だけしか頭になく、学問的業績に関心を集中させるのはもちろん必要で不可欠のことですが、それだけでは社会的なことについて自分の領域の観点からしか判断できなくなるきらいがある。

学者になりたては、レフェリー制度など学者養成の枠組みの土俵の上で仕事をしないと認められないのですが、社会認識の広い社会科学者はその枠を出ようと努力します。例えば先ほどもお話しした宇沢弘文先生の、数理的に精緻な理論モデルを磨き上げる初期の業績は大変素晴らしいものです。ただし数理経済学は、時に重箱の隅のような、数学者にとっては重要だが経済の理解にはそうでもないように少なくとも私には思える細かなところに興味が行ってしまうこともある。そこで宇沢先生も環境保護の問題、つまり「社会的共通資本」の問題に関心の中心を移された。ゲーム理論をとってみても、数学的クイズになるか、そうでないと、おとぎ話やたとえ話的な話になってしまいます。

例えば台湾を中国からどう守るかといった現実的で複雑な問題を考えるには、ゲーム的考察が必要ですが、そのほかにもいろんなデータ、とくに支配者たちの政治決定がどんな要因で決まってくるかの考察が必要です。近年は経済学が、単に自己の利益だけを追求するのが人間行動の現実ではないことに気が付き始めました。同様に、支配者たちの政治決定も、権力の争いだけでない、いろんな要因で決まってくる過程の考察が必要です。学問が学界の基準で「進歩」することと、本当に世の中に役立つ知識が生まれてくるのとでは、違う場合もあるのです。

そして、実際の経済政策とは世界を良くしようとするもので、それにはある意味の機動力が必要になるわけです。ここに水を注げばどこに流れていくかといった客観的な経済法則の正確な理解がなくてはいけませんが、それだけでなく政治家や政策主体に、どこに水を注いでほしいと促す力も重要です。やはり学者や学問の世界はピュアであって、政治や官庁の世界はそうでないという考えは間違いだと思います。その意味で、いまの舞さんのお話は共感しながら聞いていました。

内田　素晴らしい考え方の変化ですね。いまお話を聞きながら考えたのが、まず学問というものは実は地味にこつこつやるもので、自分自身の研究内容や評判というのは、その分野以外の人にはなかなかわからないということです。でも、一つ一つの結果が注目されなくても、そんな研究の積み重ねが積もり積もって、いつか大きく社会を動かすこともある。だから、こつこつした努力は大切にしなければならないし、そうした地味な努力や研鑽に関して誰もが感謝できる社会であれば、と思いました。

同時に、長年培ってきた専門知識を応用する場所があるということは、また別の形で直接的に人に役に立てるということでもありますよね。医師の場合はその対象が患者さんだったり、経済学者の場合はそれが広く社会であったりする。そして、やはり誰かの役に立てているという実感は、私たち自身のメンタルヘルスにとっても大事だと思います。

そして、理論として考えられた経済政策を実行に移すためには、実際に「人」に働きかけなければならないということ。政治との関係によって、さまざまな人たちの説得が必要になるということでしたが、さまざまな人たちの意見を束ねる過程で、問題をいろんな角度から見たり、つなげて考える力も必要になるのだろうと思いました。

浜田　視点が多いということ、それはたぶん有利なことです。しかし、ぼくがＭＩＴで理論研究の秘訣として習ったのは、「変数が増えないように」ということでした。「オッカムのカミソリ」という言葉がありますが、説明の理由が多くない議論の方が説得的だということです。競争相手より少ない説明変数でうまくいくならば計算も簡単で済むし、説明も説得的です。ひとよりも新しい説明変数を加えたら重要でない変数を捨てよという、「説明変数の数の不変法則」というべき経験則です。

学問論にもなりましたが、私は学問的にはいったんは半端者になったかのように思われる状態、つまりうつの状態が続いたわけです。しかし、その前にした理論の仕事で学者として一人前と認められていたことが、私の身を救ってくれた。

先に全米経済研究所（ＮＢＥＲ）から解雇通知を受けてショックを受けたことをお話し

しましたが、それから15年後、私は理論的なアプローチから、自分が政策でカムバックしようとする試みが受け入れられて、新しく改組された内閣府の経済社会総合研究所（ESRI）の所長に任命されることになったのです。世界に通用する経済学の目で政策を立案してほしいのだと。その際、研究所は国際的な連携が必要だということで、私はNBERのフェルドシュタイン所長に会いに行きました。昔のことはお互いにふれず和やかに会食し、共同研究をするのは大変なので、1年に1回ESRIとNBERの共催で、CEA（米国大統領経済諮問委員会）のメンバーも交えてカンファレンスを行うことになった。最近、その共催のカンファレンスが20年近く続いていることを知り、Zoomで参加したのはとても嬉しいことでした。

回復の途上で経済政策に関係するようになって以降、私自身の経済学に関する過去の仕事の業績が、わたくしの意見を信頼してもらうのには大いに役立ったといえるでしょう。

純粋と応用の関係

内田　純粋にアカデミックな学問と、経済政策のように応用的なものがあまり純粋ではなかったりする、ということについてもう少しお聞きしてもいいですか。

臨床と研究の両輪で仕事をしている私自身、両者の関係について考えることも少なくありません。具体的には、自分自身がリードする研究は将来的に何かの形で患者さんのためになってほしいと願っています。

だからこそ、目の前にいる患者さんの治療の選択肢を増やしたり、あるいは診断への理解が向上するような進歩に将来的には繋がる研究に、私自身は一番価値を感じるのです。逆に診断や治療への応用の可能性が遠い将来にも全く視野に入らない研究には、なぜその研究が必要なのかと疑問に思うことがあるんですね。

浜田　ああ、経済学でも同じようなことがありますね。

内田　どんなに「純粋的な学問」と呼ばれるものも、実社会のためになる応用にどこかでつながっていてほしいと思うのです。

アメリカで精神科医になるためには研修医として内科の研修も1年目にしなければならないのですが、私が内科研修医だった頃、臓器移植についての倫理に関する講義がありました。その講義で、印象に残った言葉がありました。

倫理学や哲学の研究議論においては、最終的に答えを出す必要がなく、「いい議論だったね」と言って議論を終えることができるが、患者さんを目の前にした医師はそうはできない。どんなに正解が出ない状況であっても、なんらかの治療選択をしなければならない。たとえそこで「今は答えを出さずに待ちましょう」と経過観察に切り替えたり、あるいは治療を遅らせる選択をしたとしても、それはそれで医師としてのアクティブな決断となるのだと。机上の空論は存在しないのです。そういった難しい選択を迫られる場面で役立つ科学的なエビデンスが一番ありがたい研究だと思っています。もちろん医学研究だけでなく、倫理学や哲学、また経済学の学問としての進歩がこういった状況での判断を助ける側面もあると思います。

浜田　基礎と応用、その両方があるのは、医学はとても幸せなことだと思います。一方、経済学というのは、基礎と応用があるというよりも、基本的には人間は誰もが自分の幸福度を高めるように行動しているという漠然とした仮説から始めて、それを数学的に解きやすく定式化というか単純化することで進んできました。それには成果もありました。

ただ、そういった純粋的なモデル化を数学者出身の経済学者がやり始めますと、人間行動の合理性の追求にエネルギーを集中して、極端に合理化した社会を描いてしまう。

ゲーム理論的な考え方を発展させて、臓器移植をどういう優先順位でやったら望ましいかのアルゴリズムを提唱して、医学に貢献した経済学者もいます。いちばん純粋な世界を書きたくなってしまう。でもそうやって経済学が一見進歩したように見えても、例えばクレディ・スイス証券の取り付けを事態が深刻にならないうちにどう止めるかということ、さらに人が嘘を言わないようにするにはどうするかなどといった解決策はまだ十分にはみつかっていないのです。

さて、社会科学の世界的な動向を見てみると、例えば経済学は、全般的に日本なんかよりもアングロサクソンの国々において進んでいるように考えられます。その理由は、アメリカのプラグマティズム的な考え方に依拠しているからでしょう。僕も政策官庁にいた際、ある問題が解けないと、何とかこの問題を理論的に理解できないかと経済現象を支配している重要な鍵が何かを考えたものです。それとともに数量的に確かめてみる。この進め方においては、日米の差はないと思います。

問題は、日本の大学院とアメリカの大学院とで教えているミクロとかマクロのスタンダードな経済学のカリキュラムは大差ないのに、日本では独創的な研究があまり出てこないということですよね。アメリカでも大学の違いはあって、優秀な学生が集まるのはＭＩＴですが、新しい領域を開発できる人が生まれるのは少しリバタリアン（経済自由放任主義）の気質のあるシカゴ大学だというニュアンスの違いはあります。

ただ、「○○という問題があるときに、何がわかれば物事が変わって見え、それに具体的に対処できるか」と考えて、そこから新しい領域を開発できる教育は、日本は総じて不得手だったと言えるでしょう。日本人は既存の体系を取り上げて、「これは誰の学説を調べればよいか？　この式を計算するとどうなるか」といった技術的な理解は得意とするわけですが、「なぜこういう問題を考えるのか。考えた結果、出てきた結果にどれだけ意味があるのか」を教える先生が少ない。問題解決的で、何か世の中に大きな影響を与える研究を生む教育ができるのは、やはりプラグマティズムの伝統のあるアメリカの強みなんだろうと思います。

ちなみにその意味で私へ最も強く影響したのは、イェール大学での博士論文作成でジェームズ・トービン教授に指導を受けたことでした。先行研究を全部調べろという日本の指導とは異なり、自分のイマジネーションが重要だから、人の仕事を必要以上に読むなというのが一番初めにトービンに言われたことです。学者人生で最も重要なアドバイスだったと思います。

トービンは、経済理論のエレガントな姿を大事にしながらも、それが政策を通じて国民生活に影響することを絶えず認識していました。そして彼はこのような大所高所の指導とともに、私の論文の英語の不十分なところを加筆修正してくれました。エドムンド・フェルプスはモデルの数学的分析を精緻化しその経済的意味を明確にしてくれた。この2人は、のちにノーベル賞の受賞者となりました。リチャード・クーパーは、私のライフワークである国際経済学の政策問題にゲーム理論を適用しようとする研究の一番の支持者となってくれました。いま考えると、わたくしはアメリカのプラグマティズムの恩恵をこれ以上ない形で受け、黄金のトロイカ（三頭馬車）に乗っていたようなものです。

内田　素晴らしいですね。アメリカの教育については息子たちの小学校を見ていても、教科書通りの解決策ではなく、イノベーションを歓迎する姿勢が素晴らしいと感じます。

私もたまに子どもたちの学校に特別授業をしに行くことがあるのですが、その際、子どもたちからの様々なコメントや質問をしたいと挙手をするパワーに圧倒されています。中学校高校の段階では一般的には日本の教育の方がずっと難しいことをやっているのですが、アメリカの課題のレポートに目を向けてみると、歴史上起こったことを暗記するだけでなく、その事象への意見を求められたり、社会問題への解決策を提示することだったりと、やはり考えること、意見を持つことが重視された教育だと感じています。

専門家として政策、メディアに関わる

内田　日本の政策に関わる中で、日本とアメリカの距離感があったことがプラスにつながったところもあったのでしょうか。

浜田　やはり日本の経済学も、学会として政府や中央機関から独立していて、そのうえで政府と行き来しながら互いに議論して切磋琢磨していければいいわけですが、なかなかそうならない。学問は学問で尊重する姿勢はアメリカのほうが強く、日本だと金融論をやるのはもっぱら日本銀行と銀行の専門家で、それに対抗して専門家の学者が異を唱えるようなことは少なかった。

　私は昔、大平正芳内閣の時代、公文俊平、蠟山《ろうやま》昌一両氏や、大蔵省（現財務省）の長富祐一郎さんの努力で経済政策について対話することを始め、経済政策に関心を持ちました。そしてバブル経済崩壊以降は、日本銀行は１９９５年以来引き締めすぎだから、緩和して円高を防げと主張してきました。そう言うとほとんどの政治家は、皆口を揃えて「金融現象は難しいから日銀の専門家に聞くことにしているのです」と言う。そうすると日本銀行の金融政策は、国民の利益だけでなくて、組織としての日本銀行の好み、あるいは総裁の好みによって変わってくる。

また最近の学説では、政府がよほど無駄遣いしない限り、そして国民経済がインフレにならない限り、財政赤字は構わないというふうに世界の経済学が変わりつつあるとわたくしは思います。少なくとも、国民経済に不況圧力が襲ってきたり、疫病が襲ってきたときに財政赤字を出さないことは、国民に甚大な被害を与えることにつながるのです。その意味では日本経済新聞が東日本大震災の後、有名経済学者を動員して行った「震災の被害は将来の世代に繰り越さないで現世代で負担しよう」という運動などは、経済学の原則と正反対の提言なのです。現に今回のパンデミックが起こったときに、各国は大幅の赤字を出しても財政支出を増やしたのでコロナ禍の厳しさから国民を救うことができたのです。

財務省は自ら課税と歳出の権限を持っているだけでなく、他省の予算の決定権もほぼ持っているので、財政については財務省の権限が強いわけです。財務省には成績だけでなく、行政能力としても有能な人材が集まります。最近国際課税についてわたくしが教示を受けた方々も、舌を巻くような秀才であるだけでなく、人間的魅力にあふれたスケールの大きい人たちでした。そして、予算運用でも自ら無駄遣いをしないように自制しているという責任感でも立派な側面があります。しかしながら、財政均衡の話になると、省の傾向として財政を黒字にもっていこう、そのためには国民への増税も辞さないという傾向が強いようです。2019年の3度目の消費税増税の決定の際、僕自身も安倍さんにはっきりと「やめましょう」と進言すべきだったと反省しています。安倍首相も私との対談で、財政規律を重んじすぎたと反省しておられました。

また、財務省とか経産省、あるいは日本銀行は、学者よりも優秀な人、そして議論の巧みな人が行くことが多いですし、政治力も伴っている人も多い。しかし、周囲の組織への同調圧力が強すぎるために現代のマクロ経済学、国際金融の基本に反することを提唱し、実行してしまう。それに対して学者も追従してしまうことがあるのは残念です。正論を説く学者の説得力が弱いせいもあり、日本経済のマクロ政策を誤認し、国民を苦しめる結果を生みます。

内田　なるほど。私は新型コロナワクチンの啓発活動を通して初めて日本の政策やメディアのコンテンツを作る方々と関わったのですが、もちろんたくさんの真摯な方々と出会った反面、専門知識を持たない人たちが一つの国を動かすような報道や政策立案に関わっている状況に驚きました。

近過去を振り返ると、今まで類を見ない感染症のパンデミックに立ち向かう中で、どのように情報を得て、どのような判断をしていくべきかわからなかったのは当然です。だからこそ、科学をベースにした判断をしなければならないのです。しかし、テレビ番組などのメディアに出演した際に、専門家の正しい知見を伝えなければならない番組制作サイドは、ときに科学的事実以上に、「世間の皆さんは不安だと言っています」といった印象論で番組をつくっているという印象を受けました。

私自身は、その時点で検証されたデータが何を意味しているかといった科学的エビデンスを、臨床研究の専門知識をもとに丁寧に説明することを心がけました。しかし、ワクチンの安全性を疑う様々な憶測や社会に蔓延する不安、ときには非科学的なデマまでが、それと等価に取り上げられる。そうした報道姿勢が一般市民に直接悪影響を与えてしまっている様子も垣間見ました。

それは報道機関だけでなく、「専門家」も例外ではありません。ワクチンの安全性をめぐってはすでに大量のデータが世界的に検証され、その安全性が確認されています。にもかかわらず、一見肩書が信頼できそうな医師や大学教員などが、そういった情報を統括的に報告せずに、「私の調べでは」と安全性に疑問を呈する持論を語る事例も頻繁に見られました。さらに、科学は多数決ではないので、少数派、多数派にかかわらず、検証された科学的事実を報道すべきなのに、「少数派の意見を紹介するのもメディアの役割だ」といって、そのような「専門家」の持論を取り上げるメディアもありました。

医学的にはワクチンの安全性やリスクを語る際、ワクチンの接種群と非接種群のデータの比較が必須です。ワクチン接種後に起きた発病や死については、本来、非接種群との比率を比較しない限り、接種が原因で起きたかどうかは判断できません。しかし、そのような比較なしに「接種後にこんな悪いことがおきた人がいます」という報告も多く見られたのです。

それも世界的に何百万人という単位での非接種群と接種群の比較によって、繰り返し安全性が報告されているのに、それに関する言及はない。科学論文であれば、このような欠陥はすべて、専門家同士による「査読」の段階で研究手法に問題があると判断されるはずです。にもかかわらずメディアにおいてはこのようなチェックのプロセスが存在しないどころか、そのチェックの必要性すら理解されていないのが明瞭でした。これでは何が正しい情報なのか一般の方にはわかりえないでしょう。

だからこそ、専門家によるわかりやすく、親しみを持てる形での情報発信が必要でしょうし、浜田さんがおっしゃるように、多くの研究者の努力によって積み上げられた学問、サイエンスが尊重される仕組みができてほしいと感じました。

うつと仕事　周囲の反応

内田　もう一つお聞きしたいんですが、浜田さんが日本で自分のこのうつ病の既往について、精神疾患があると語られたときに、周囲の方々はどういう反応だったのでしょう。内閣に関わられている間はオープンに話さないでほしいというプレッシャーなどはあったのでしょうか。

浜田　経済企画庁の顧問になるときは、だいぶ治っていたこともありましたし、少なくとも顧問をまともにやっているように見えたので、所長になるときに調べられたり、心配されたりしなかったのだと思います。僕も周囲には「少しうつの気があってね」ぐらいの説明をしていたからかもしれませんが、特にうつの既往を隠さなければならないというプレッシャーはなかったと思います。

アメリカでもうつ病に対する反応は世代ですごく違います。彼らが偏見を持っているかどうかわかりませんけども、年配の友人はなるべくそれに触れないようにします。うつだとあからさまにするとうまくいかなくなることがあるので、うつについて語ることを誰もが控えようとしているという感じでした。ところが、若い人たちは、個人的なうつの体験を正直に言う人もいますから、「ああ、うつなんだ。わかったよ」と長い説明をしなくても互いに分かり合えるところがあるかもしれません。
それからうつのひどいときはアメリカにいて、永住権を得るために原則としてアメリカを離れられなかったので、日本にも帰れなかった。ですからこちらでうつを議論した人は限られていますす。「まあ風邪と同じだから心配するな」と言って慰めてくれ、私の下手なピアノに付き合ってくれたのは伊藤隆敏さん（現コロンビア大学教授）でした。ですから、うつについて公に話せないのでつらかったということは特にありませんでした。

内田　例えば、内閣に関わるようになった頃、何か過去について調べられることなんかあったのでしょうか？

浜田　安倍政権の内閣参与になるときには首相の一声ですから調べられなかったでしょう。
経済社会総合研究所長になるときは調べたのかもしれませんが、何も言われなかった。そういうことについて質問された覚えもないので、当局が知っていたとしても危険なしと寛容に受け止めてくれたのでしょう。また、その頃私のうつは既に治りつつあったからかもしれませんね。政策についての議論をガンガンやっていると、イェールで学者として講義をするときのような不安だった気持ちは不思議となかったのです。英語ではなく日本語での議論ですしね。

イェールでうつがひどかったときには、古くからの友人はそれを無視して付き合ってくれたのですが、そうでない人々の中には面倒くさくなるだけだと思っているのか、なんとなく避ける人もいました。当時は普通に付き合ってくれる人が善人で、そうでない人は冷たい人のように思いがちでしたが、いまになってみると、急に意思疎通がうまくいかなくなる人がグループの中に現れるのですから、そういう対応もよく理解できます。ただ、もうちょっと「私はうつなんだけれども」ということをオープンに語れる社会になってほしいとは思いますね。

内田　日米、あるいは世代による差はあるものの、やはりメンタルヘルスに対しては偏見がつきまとっていますよね。アメリカの調査では21パーセントの人がなんらかの気分の不調に悩まされていると報告されているように、実はメンタルの悩みを抱える方は相当な数にのぼるのです。生物学的な病であるにもかかわらず、自己責任の文脈で語られがちで、「恥」や「失敗」として見られてしまう文化がなかなかなくならない。

その偏見ゆえに、医療者への相談を避け、適切な治療にたどり着けない方もいれば、あるいは「自分のせいだ」「我慢や頑張りが足りない」など要らぬ自責の念を感じて、さらに自分自身を追い込んでしまう方も少なくありません。適切な治療にたどり着けても、なお外からの偏見を向けられて苦しむ方も非常に多いのです。
このような思いをしているのは自分だけでない、回復の希望があると知ることがまず最初の一歩です。また、精神科に関する科学的な正しい知識がもっと社会で共有されたなら、患者さん自身の苦しみが減るのではないかと思っています。この本が少しでもその役割を果たしてくれたら嬉しいですね。

「承認欲求」は恥じるものではない

浜田　これは少し寄り道的な説明になりますが、一つ私の回復への要因の材料になるエピソードがあるのでお話しします。

最近、経済政策でアメリカの正統派学者たちが絶対に認めたがらない現代貨幣理論（MMT）といういわば異端のマクロ経済理論があります。アメリカの民主党左派バーニー・サンダースの依拠するところで、自国通貨を発行できる国の政府財政の赤字は、インフレが起こらない限り心配しなくてよいというものです。理論的には筋が通っているのですが、政策論として通貨政策は財政政策に従えとか、失業は労働を政府が割り振ればよいとかいう間違った政策論を含むので、学界からは異端の学説とみられている。学者も腫物のように触れたくないような雰囲気でした。

ある時、学者として抜群の血筋と業績を誇りしかも政府高官でもあったローレンス・サマーズ教授とポール・クルーグマンとを座談会で見て、話題から考えて両教授が当然言及してもよいと思われるMMTに触れないので、「政府赤字のことならMMT学説との関係に言及してもよいと思う」と定期投稿している「プロジェクト・シンディケート」というネットメディアに、私は英語で発表しました。通常はそういった経済評論を書いたところで誰も何も反応はないのですが、それに対してサマーズ教授から怒りの手紙が来ました。

想像すると、彼はMMTのような学説が、バイデン大統領の政策をインフレ気味に導きすぎていると思っていたらしいのです。わたくしもバイデンが政治的に苦労している現在のインフレには財政支出過剰のせいの面もあると思います。しかし手紙には、「君のいままでやった学問的成果は十分に尊重するけれども、政策論が政治、そして政治的な考慮で決められていることを無視している。場合によっては公開の形で謝罪してほしい」と書いてありました。

彼の怒りは、丁重に書いた詫び状によって一応解消したのですが、こんなエピソードをここで語るのは、サマーズの「学問的成果は尊重するけれども」という一言が認知療法として僕に有効だったかもしれないと思えるからです。すでに舞さんのおっしゃった人間の自己承認への欲望を満たしてくれたのかもしれません。

内田　浜田さんにとっては尊敬する経済学者から「学問的成果は尊重する」と言われたことの方が批判された内容よりもずっと心に残り、どんな形であってもその褒め言葉に励まされたということですね。総合的には批判のトーンが強くありながら、そこに含まれていた一言の褒め言葉を喜ばれたという点が少し滑稽かもしれませんが、逆にどんなに褒められても一つのネガティブなコメントが気になって仕方がないという方も多くいらっしゃるなか、こうやってポジティブな点に焦点を当てられるのは素晴らしい気の持ちようですね。

浜田　やはり人間は誰でも他の人に評価されている、承認されていると感じるのは嬉しいものです。小さな言葉でも、こうやって人を励ます効果があります。

内田　「承認欲求」という言葉はどうもネガティブに捉えられてしまうことも多いですが、人間が社会的な動物であり、家族や友達、社会という集団でお互いを支えながら生きていくように進化したことを考えると、あって当然のものだと思うのです。集団内の多くの人と情報を共有する、集団のリーダーから信頼されるといったことは、旧石器時代から人間が生存するために好ましい特性だった。「承認欲求」というのは、人間が進化の過程で他者との関係を築くための脳機能の一部として獲得してきた生きる術だと思うのです。
　同業者に褒められるのは嬉しいし、現代ではSNSなどで「いいね！」をもらうことで気持ちが満たされることもある。承認欲求は人間としての当然の欲求だと認識し、受け入れた上で、うまく付き合っていく努力をすればいいのだと思います。

浜田　なるほど、承認欲求は恥じるものでもなく、むしろみんなが持っていて当然のことなんですね。そう捉えると、なんだか安心できます。

うつからの回復

内田　様々なエピソードをお話しくださいましたが、浜田さんは今現在のご自分の精神の健康についてはどう感じてらっしゃいますか。まだ躁うつの症状が続いていると思われるかどうかや、お薬を飲み続けられている事に関してなどお聞かせいただければと思います。

浜田　服用量は年齢のせいもあってピークの時の半分より少なくなっていますが、リチウムは未だに毎日服用しており、やめるのは怖いですね。

内田　薬をやめてみて大丈夫だったという場合もありますが、やめた途端に症状が再発される方も少なくありません。ですから、副作用もなく効果が続いているのであれば、やめないで大丈夫ですよ。近視の補正のために眼鏡やコンタクトレンズをやめようと思わないのと同じで、副作用がなければ、副作用以上に効果のあるものは是非とも続けて下さい。

浜田　そうですね。ありがたいことに効果は30年以上続いておりますし、その数十年間でたくさんの思い出を作ることができたことに感謝しています。

内田　「お子さんを亡くされてどのように前に進むことができたのですか」という質問からここまで来ました。浜田さんは「あまり前に進んでいません」と、もしかしたら謙遜されておっしゃったのかもしれないですが、私はやはり十分前に進まれていると思うんです。

　内閣参与として「アベノミクス」を生み出し、日本と世界に関わる経済政策を先導されたことはもちろん大きな社会貢献です。さらに浜田さんはご自分で作曲された曲集のCDも出されたり、普通であれば浜田さんが成し得たことの一つでもできていたら、人生の目標を達成したと思われるのではないでしょうか。

　しかし、私は浜田さんのようなビッグな達成がなかったとしても、子どもを亡くされたあと、生き続けるだけでも十分前に進まれていると言わせていただきたいのです。その苦しみを持ちながら生きるというのはやはり想像を絶することで、悲しみが常に傍らにありながらも、日常生活の中で小さくとも幸せを感じながら生きていけることができれば、お子さんを亡くされたあとの人生として十分肯定するに値するのだと、こうして言葉を紡いでいただけることが何より前向きなメッセージになると心から感じます。

浜田　そうですね。ときにはネガティブ思考になってしまうこともありますし、議論に熱くなって、後から「ここはそんなに強く言う必要はなかったな」と思うときなど、「これは躁うつの症状だろうか」と考えることもあります。そうやって自分の言動の特徴を顧みることができるということは、自分なりに気持ちをうまくマネージできているのかもしれません。

内田　いまのお話を聞いて、それが躁うつ症状の一つだと言われたらそうかもしれないのですけれど、でも、多くの人が経験することなのではないかなとも思いました。躁やうつの既往があっても、全てのネガティブな思いが病的なものであると思う必要もなければ、ネガティブな感情を感じてはダメだと考える必要もありません。

ただ、そんなことがありながらも、大きく捉えて幸せに生活ができてさえいれば十分だと思うんです。もちろん過去を思い返して後悔や悲しみを感じられることもあるかもしれませんが、浜田さんはいまもキャロリンさんとの結婚生活を継続されていて、お友達もいらっしゃるし、音楽も、経済の議論も続けていらっしゃる。私が以前お電話をしたら、

「いまちょっと友達が来たから一回切ります」とおっしゃったことがあり、この本のためのミーティングをお約束する際に、「その日はピアノの調律があるのでダメです」と今でも音楽を心から楽しんでらっしゃる姿も垣間見ました。まさに人生は前に進んでいて、その中で幸せを感じられる瞬間はきっとたくさんあったのではないかなと思います。

浜田　まさにその通りです。そう言っていただくと、ふと西部邁さんのことが頭に浮かんできました。これは西部さんの追悼文にも書いたことですが、私は我ながらよく希死念慮に打ち勝って生きてきたなと思うわけです。

内田　西部さんは自死で亡くなったのですよね。その追悼文の中で浜田さんがご自身のうつについて少し書かれている。西部さんのこと、もう少しお聞かせいただけますか？

西部邁さんの自死

浜田　西部さんも私の両親と同じく北海道の人でしたね。社会に対する洞察は鋭くもとても人間的に魅力ある人でした。シカゴ大学から東大に戻って破竹の勢いだった宇沢先生の弟子で、インフレをどう制御して着地させるかの研究を始めていた。宇沢先生から私は西部さんと共同論文を書くようにすすめられたけれど、幻になってしまったという過去があります。彼の場合は自殺幇助者がいたようなので状況はより複雑ですが。

　私は西部さんがうつ状態だから亡くなった可能性もあるとその追悼文に書いたのですが、「うつ病のせいだと言う人がいるがとても信じられない」と、その追悼文集の序文にはあきれたように書いてあります。編集者には彼はいろんな哲学的・歴史的背景でいろいろ苦労して亡くなったのにと、うつの可能性は信じられなかったのでしょう。

内田　確かにすべての自死がうつが原因というわけではなく、例えば妄想、幻聴、または躁状態のこともありますし、急性の不安やトラウマが原因だったりもします。しかし、「自分が死ぬことがいちばんいい選択だ、それ以外に方法がない」と思考してしまっている状況は、やはり病の状態にあることが多いのです。自死の裏側にはいろんな歴史的な背景、個人的な背景があることも多い一方で、うつや躁うつ、統合失調症など脳機能的に「不調」があることは少なくありません。

　この追悼文で浜田さんが言ってくださってよかったのが、ご自身、希死念慮を持ったこともあり、うつも躁うつも経験されたということ、しかしそのような過去がありながらも、その先に進めたということを身をもって示されていることですよね。それだけで私はものすごくポジティブなインパクトを感じます。

生きる望みを絶たないこと

内田　浜田さんは助けてくれる人たちに恵まれて本当によかったです。具体的な治療につなげ、一緒に病院に行ってくださり、うつのいちばん大変だった時期に一生懸命並走してくださった当時の奥さま、良い医療判断をしてくれた医療チーム、日本語で相談できる精神科医だった私の母、主治医のボルマー先生、そして長い人生を共にされているキャロリンさんがいてくれて。

浜田　そうですね。あとは自分の人生でも、舞さんがいろいろ別の、そしてポジティブな見方をしてくださると、そうも見られるんだと思えるのが嬉しいですね。

内田　もちろん大変な時期がたくさんあったと思いますが、時々に必要な場所で必要な人と出会えたことが本当に良かったです。

浜田　そういう意味では運が良かったのでしょう。

内田　このような人生もあるということをたくさんの人に知っていただくことに意義があると思います。死にたいと思うほどの苦しい状況を経験されたあと、薬を飲み続けながら、その先の未来を十分に生きていらっしゃる。苦しい状況にあるときには明るい未来をなかなか想像できないものですが、浜田さんがその後をこうして語られるのに触れられるだけで、大きな希望になるのではないかと思います。

浜田　これは西部さんの追悼文に書いたことですが、私が助かった理由は3つあると思っています。第一に、イェール大学病院に入院して、躁うつの診断を得てリチウムに出会えたこと。第二に、散歩の効用です。とくに入院する前、そして入院した後も退院した後にも散歩にはだいぶ助けられた。ちょっと無理しても長い時間歩いてみると、頭にかかるもやもやが晴れていくのを感じたものです。これは誰にでも、薬以上にすすめられることかもしれないですね。

　そして第三に、経済政策に関して将来日本の役にも立つかもしれないと思えたことが、やはり自殺を思いとどまる大きな要因だったと思います。これも西部さんの追悼文に書きましたが、理論経済学の研究に絶望していた私にも、30年近く日本で館先生やトービン先生に師事して得た知恵が、いつかは実際の政策に役立つはずだというかすかな希望があった。それが生きる望みにつながり、それから20年後にアベノミクスにもつながったわけです。もっとも、「アベノミクスで国民の生活がよくなっていると思うのは浜田さんのアメリカ経済学の色眼鏡のせいですよ」と西部さんに言われるかもしれませんが。

私は当初は学者の社会が純粋で正しいことを追求して利害からは独立していると思っていたのですが、実際に経済政策に関係してみると、学者はかなり狭いところにこだわるきらいもあると気づきました。かつてプリンストン大学の総長だったウッドロウ・ウィルソンは、大学人の間の争いは掛け金が小さすぎるからより激しくなる、と言ったらしいのですが。昔決めたことに執着しすぎるように思いますね。

内田　いま浜田さんがおっしゃった、「昔決めたことに執着しなくてもいい」というのは、メンタルヘルスの面でも大きなことです。周りの環境に応じてはもちろん、自分なりのモットーだって時に応じて変わっていっていいと思うんです。キャリアで行き詰まったら転職するとか、浜田さんがされたように、これまでとは別の方面に自分の強みを出していくとか。西部さんへの追悼文にも浜田さんが書かれていた「生きる望みを絶たなかったことが20年後、経済政策に関与する結果につながった」ということ。まさに望みさえあれば、大変な状況があっても長い目でみればやっていけるという希望も感じました。

浜田　そうですね。いつも充実して生きていれば――教育者の父は人間は「全我活動」をしていれば――と言っていました。それぞれの人生は親、師から受け継ぎ、子ども、孫など家族、友人、学生などを通じて世の中に受け継がれるのですから。

第7章　日本とアメリカ　人生という旅路

アメリカで医師として働くまで

浜田　ここまで私の話をたくさんしてきましたが、舞さんの人生経歴も読者の皆さんはお聞きになりたいでしょう。北海道大学医学部を卒業されてから、イェール大学で研修医のトレーニングを積まれて、ハーバード大学の付属病院にいらっしゃるわけですね。アメリカに来られ、ハーバードに行かれるまでの道のりはどうでしたか。

内田　まずアメリカに行こうと思ったきっかけははっきりとしていて、それは日本では女性として総合的に幸せになれないと思ったからです。具体的には日本での女性の地位に幻滅してしまったんですね。

私の医学部の学年は100人中15人が女性でしたが、同級生から「女性は医師になるべきではない」「女性は働くべきではない」「子どもがほしいならキャリアは諦めた方が良い」と言われることは日常茶飯事でしたし、男子医学生が「将来医者と結婚したい」と願う女性からアプローチされることで複数の女性と同時に関係を持っていることを武勇伝のように堂々と語ったりする男性優位社会の医学界の中で、女性がいかに尊厳を持って扱われていないかを目の当たりにしました。

それは医学界の中だけでなく、日本全体に言えることでもあります。女性のリーダーシップを見る機会は著しく乏しいですし、メディアに映し出される女性や「女の子なんだから」という固定観念で語られがちな日本の女性の在り方に、私がなりたい女性像は含まれていないと感じました。ここにいては、私は仕事の面でもプライベートでも幸せになれないだろうと思い、アメリカに行くと心に決めたのです。

こうして20年経って、ハーバードでセンター長を任されたり、愛する夫と3人の子どもを育てているいま、振り返ってみると、私の人生における一番大切な選択だったなと思います。

しかし、渡米の決断をした後、アメリカ医師国家試験のために勉強した期間、さらにイェール大学やハーバード大学での研修医として教育を受けた期間は、人生の中で一番大変な時期でもありました。たまに、私の経歴が華やかに語られることがあるのですが、そのたびに、実際はまったく華やかな瞬間などなく、正直もう二度と同じことはできないと感じるほど過酷な道のりだったことを思い出します。言語が異なる医師国家試験を受けるだけでも大変なのに、特に研修医のころは常に上の研修医や指導医たちの評価にさらされ、その評価が悪ければふるい落とされるという環境で、とにかく必死でしたね。

浜田　やはり通常の道から外れた道を切り開くことも、ハーバードのように世界中から才能の集まる大学でやっていくのも、生半可な努力では成し遂げられないですよね。

内田　「倒れるほど勉強をした」という言い回しがありますが、私は実際文字通り猛勉強の末、体調を壊してしまいました。倒れながらも、アメリカ医師国家試験の合格を手にして、イェール大学に研修医として応募しました。

他の大学の研修プログラムも検討したのですが、私としてはなんといっても幼少期を過ごしたニューヘイブンにあるイェール大学に強い憧れを持っていたこと、そして発達段階の社会心理学を確立したエリク・エリクソンや、精神分析の父と言われるジークムント・フロイトの娘であり自身も子どもの発達心理学に貢献したアンナ・フロイトがいたことが大きかった。発達や精神分析の流れを汲んだ心理療法の先端でありながら、精神分子生物学などのバイオロジカルな研究も先導するイェール大学の精神科でトレーニングを受けたい、と強く願っていたのです。

しかしイェールに限らず、実際には私のようにアメリカ国外の医学部から応募してアメリカの研修医として採用される人はほぼいません。海外の医学部を卒業してアメリカで研修医になる医師のほぼ１００パーセントは、すでに自国で研修を終え、さらにはそれ以上の経験を積んできた人たちだからです。

私は医学部卒業後に自国で研修医のトレーニングも積むことなく直接アメリカで研修医からスタートしようとしていたので、採用されるためにはアメリカ医師国家試験の良い点数や大学の成績、面接での高得点に加えて大きな加点要素が必要とされる状況でした。そこでイェール大学が私に興味を持ってくれたのが、私が学部生時代に新聞や雑誌に医学や時事問題に関わる意見や記事の投稿をしていたことでした。

このあたりは今につながるところですが、医学生として小児科医療の中での「説明と同意」の大切さについて朝日新聞に書いたこともあれば、日本の自殺率の高さについて、International Herald Tribune に綴ったり、また日本の医学教育についての意見を新聞や雑誌メディアに書いたこともありました。そういった医学と社会をつなげるような啓発活動をしていたこと、さらにその内容や表現には精神科医として人の心に向き合う素質があると評価され、イェール大学の研修医として採用されたと後に聞きました。また、学生時代の夏休みや春休みはＷＨＯ（世界保健機関）や様々な国際機関で自主的に学生実習のようなことをしてきたのですが、そこでの評価も関わったようです。

浜田　医学界に限らず、以上のようなことを教育を受ける過程で、日本の頭のいい勘のいい人たちは理解し始めていると思います。でも一般には、日本はまだまだ暗記や計算に比重を置いた教育が続いているように見えます。

内田　そうかもしれませんね。これまでも何度かお話ししてきたように、医学の世界でもどんなに答えを求めてもゴールに行き着かないことのほうが多いともいえるわけです。

簡単には答えが出ない中で、でも状況を少しでもいい方向に動かすにはどうしたらいいのかを患者さんとともに考え、試行錯誤を繰り返すというプロセスこそがいちばん大切なはずです。そのためには経験なり知識が必要となるわけですが、その道筋は一対一対応に答えが出るようなまっすぐな道のりではないわけです。

精神科の治療というものは、浜田さんの個人的な闘病体験からもわかるように、社会や環境、それまでの経験や家族との関係など、さまざまな社会的状況とは切っても切れない医学分野で、その文化的な背景や個人の経験が組み込まれているものだと思います。

日本人らしいコツコツとした努力に救われる

内田　そうして願いが叶ってアメリカで研修医として働き始めたにもかかわらず、しかし、日米の文化差にはずいぶんと苦労することになりました。今まで受けてきた教育の違いも大きかったですし、指導医の先生に研修医として自分の意見をどう伝えるか、といったあたりでも苦労しました。

アメリカでは医学生、あるいは研修医の段階で任される責任が日本よりも大きく、患者さんのためにやらなければならないこと、病気の背景などを説明することが医学生や研修医にも常に求められる環境なんですよね。アメリカ人の研修医たちは自分たちの意見の伝え方が実に上手です。喧嘩ではないやり方で、適切なタイミングで的確な質問をして、指導者から自分に必要な情報を引き出し、自分の意見を表明する。インタラクティブなやりとりのなかで知識を深め、自分自身を高め、同時に自分のアピールもしていく。そうした姿勢は、幼少時から教育の過程で培われてきたものなのだと感じます。日本で受け身な教育を受けてきた私が研修医としてその責任に応えるのは、最初は大変なことでした。

そんなわけで当初、研修医としてはアメリカで教育を受けてきた人たちに完全に遅れをとっている状況だったのですが、最終的に私の武器となったのは、実は日本人として身につけてきたコツコツと努力する習慣でした。何か派手に存在感を発揮して目立つのではなく、教科書を読んで医学的知識をきちんと身に着けること、患者さんと毎日会話をして良い関係性を持ったうえで診断や治療に関わる情報を得て、そのうえで真に意味ある発言をすることだったと思います。少し時間がかかってしまったのですが、その積み重ねがやがて同僚や上司に認められるようになりました。

浜田　その点とても面白いですね。

内田　アメリカ人は、ひょっとするとさほど意味のなさそうな発言も遠慮なく次々と口にしていて、日本で教育を受けてきた私自身は「そんなことも授業中に語っていいんだ」と驚きつつも、アメリカではそういうものなのかと思っていたところがあったんです。ところが、徐々に場にも慣れて見方が成熟してくると、やはりアメリカでも意味のない発言によって他の人の時間をとってしまうことは一見受け入れられているように見えて、その実あまり歓迎されているわけではないと気づきました。

周囲を眺めてみても、本当に意味ある発言をしている人というのは目を引きます。私自身、実際に教える側になってみて、ますますそう感じるようになりました。それは発言回数とは直接関係ありません。発言の数が多くなくとも、「この人が口を開くと意味あることを言ってくれる」という人はいるもので、そういう人は自然と敬意を払われ、周囲の信頼も得ていくものです。私自身も最終的には研修医としてそんな存在になれたのではないかと思っています。

浜田　それは素晴らしいですね。

内田　さらに、アメリカの文化になじめずに苦しんでいる時期に、実はアカデミックハラスメントも受けたんです。アメリカに来たばかりである私の弱みを突いて、さまざまに嫌がらせをする指導医にあたってしまった。病棟で会っても私を無視するだけでなく、私が答えられないであろう質問をわざわざ難しい英語でする、さらに答えられない私に侮辱的な言葉をかけるといった嫌がらせを受けたのです。指導医と研修医の卵というパワーバランスがあるなかで、また、自分自身に足りない部分があると自覚しているなかでのこういったハラスメントはきついものでした。

　実はこの指導医からの私の評価が発端となって、私は「イェール大学精神科の研修医にふさわしいか」といった審査を受けることになったのです。幸いこの審査を任された指導医は1人ではなく、10人以上だったため、私の評価がただ1人の意見だけで決まるということはありませんでした。多くの人の目を通じて、ある程度フェアな評価を受ける機会を得られたと思います。それでも、その審査はそもそも私の能力を疑うというマイナスの地点からスタートしていて、「私はここで研修医を続ける価値のある人だ」と新たに10人以上の指導医に向けて証明しなければならないのは辛い状況でした。

しかし、そんななかでも私を救ったのが、まさにコツコツとした努力だったんです。教科書や論文を読み、医学知識を身に着けること。患者さんと真摯に向き合い、効果のある治療を提唱すること。頼まれたことを責任をもってやり遂げ、意味のある発言を重ね、同僚やチームとの関係性を大切にすること。容易ではない状況の中で、黙々とそれを続けている姿が次第に評価され、卒業するときにはいつしか優等生になっていました。その転換を可能にしたのは、文句を言わずに邁進するという、まさに日本人的なあり方にあったと言えるかもしれません。

浜田　医学部とは全く違いますけど、僕はロースクールの授業をのぞいたことがあります。うまいロースクールの先生は、「こういう問題はどう考えるか」「こういう訴訟になったとき、おまえはどうする」というようなことを質問形式で学生50人なり１００人に訊いていくんですね。中には関係ないことを発言する学生もいるわけですが、それをうまく、学生一人一人が答えた大事なことだけを拾っておそらく教師の望ましいと思うような最後の結論がきちんと出るように誘導している。1時間なり1時間半、教えるだけで持っていく。こういうカルチャーは、友人の公共政策大学院の授業でも応用されていました。日本の法学部とは全く違います。

ただ内容なくしゃべるような人も次第に先生にも同級生にもわかってくる、きちっと正論を論理的に話している学生が評価されていくというのは大変面白かったですね。

内田　さらに、もう一つこの体験を通して思い出に残っているのは、ハラスメントの加害者であった指導医に私から働きかけたことでした。私自身に足りない部分がたくさんあるのは重々承知の上で、申し訳ないと思っているということ。しかし、それを考慮に入れても、あなたの私への対応は、厳しい指導といった枠を超えているということ。そこには、私のことを良く思わないというパーソナルな感情がこめられているように感じられるということを伝えました。そのうえで、研修医と指導医の関係として私が望むのは、私にとって教育的であり、あなたにとって負担ではない関係であって、そのような関係を築くためにできることがあればどうか教えてほしい、と指導医に話したのでした。緊張しながらも、いざ話し出したらこのような言葉がわりとすらすらと出てきたことに自分でも驚きました。

この会話によって実はハラスメントの状況は変わらなかったどころか、悪化してしまったところもあるので、同じような状況下で直接本人に働きかけてみるのは決して皆さんにお薦めできる対応策とは言えません。でも、異国の地で難しい状況にあって、自分の思いを相手に落ち着いて伝えられたのは大切な体験だったと思っています。結果がどうであれ、自分の心と尊厳を守るために行動できたことは、今にもつながる経験だったと感じます。

浜田　教育とは単に知識、技能を伝授するだけでなく生き方を教える部分もありますので、価値観の異なった指導者に異国で指導されるのはさぞ大変だったと思います。しかし、それを自分で克服してこられたことでいまの内田医師の評価、そして舞さん自身の自信も生まれてきたのですね。

日米の医療システムの差

浜田　入院中のことに話が戻りますが、イェールの病院に入っていると、先生と看護師さんが何人か集まって、この患者はどうかとディスカッションしながら対応するような印象を受けたことを思い出します。

　看護師の人は毎日付き合っているけれども、お医者さんはそうではないわけで、日常的に患者の状態を把握しているのはおそらく看護師さんたちなんですね。「コーイチがどんなことをわめいているか」なんてことは、巡回するお医者さんも看護師に言われてわかるように思います。ふつうは看護婦さんでしたが、まだ数少ない男性看護師の人にはユニークな見方を持つ人も多く、看護婦さん同様にお世話になりました。

いま述べた集まりは、おそらくそういった患者の詳しい状況を、医療者が互いに情報共有することが重要だったと思うんです。医師と看護師さんの関係というのはアメリカの医療ではどうなっているんですか。

内田　もちろん医師も他のスタッフも、それぞれが患者さんやご家族などと話すことで、様々な判断をしていきますが、病棟の中でスタッフたちが毎朝集まってその日の計画について話をしているときは、浜田さんが感じられたように看護師さんが主役であることが多いですね。

こういった朝のミーティングを「ラウンド」と言いますが、アメリカの精神科病棟のラウンドでは、最初に看護師さんが患者さんとの会話などをまとめて報告してくれます。さらに、それをベースに他のスタッフがその患者さんについての臨床所見や情報を追加して報告します。自分自身が患者さんと関わったことで得た所見に加えて、ラウンドで話された情報をもとに、薬の具体的な処方を医者が考えるとか、アートセラピストが「こういうテーマでセラピーをやってみよう」、ソーシャルワーカーが「患者さんのご家族にこのように働きかけてみよう」などと考えます。ラウンドは、そういったアイディアをシェアして、チームとして治療判断を議論する場でもあります。

治療に関する判断をしていくリーダーは医師なのですが、病棟の日常の中では看護師さんが患者さんといちばん距離が近く、接している時間も長いので、看護師さんなしには病棟が回らないですね。だからラウンドの最初はいつも看護師さんなのです。大切な存在です。

浜田　だってお医者さんは大変ですよね、あれだけたくさんの患者さんを診ていて。

内田　そうですよね。たくさんの患者さんがいるので一人の患者さんになかなか十分な時間をとることができないという思いは多くの医師が抱えていると思います。朝は病棟にいるけれども午後は外来を診ているとか、途中で講義をしに行かなければならないといった忙しさの中で、できることが限られてしまうのが残念ではあるんですね。その点、本当に看護師さんや他のスタッフの方々がいてくれてありがたいと思います。

浜田　それで、患者さんの治療方針をめぐってお医者さんたちがグループで議論をするときに、日本のような縦社会と、アメリカのように自由に言いあえるオープンな社会とでは、何か違いは出てくるんでしょうか。

内田　違いはありますね。特に顕著なのが、スタッフ同士のチーム内での関係がカジュアルで、序列があまりないことに加えて、医師と患者さんとの間の関係もフラットなところです。これはアメリカでは、日本では、と一般化できることではありませんが、傾向としては言えると思います。

精神疾患は検査をしたらこの病気だと分かるものでもなく、またこういう診断名なら絶対にこの薬が効くという単一の解があるのではないので、医療者同士の議論で出されるアイディアは大きな意味を持ちます。これは患者さんとの会話も同じです。

医者と患者の協働的な関係性

内田　先ほど、浜田さんのアメリカでの入院体験の中でも、患者さんとして自分の治療に関して意見を求められたという話をされましたが、言葉を交わしながら一緒に納得できるやり方を探していく関係がアメリカの医療者と患者の間には多くの場合見られます。

例えば、患者さんに「○○といったあなたの症状や、こういったエビデンスを考えると、あなたは○○という診断が当てはまるのではないかと思うんだけど、あなたはどう思う？」と聞くこともあれば、「治療について、こういう選択肢があって、それぞれのベネフィットとリスクはこういったものだから私はこの治療をおすすめするんだけど、あなたはどう思う？」と聞くこともあります。すると、「いや、私は自分自身の症状を考えると、こっちの診断なのかなと思いますし、こういう治療の方があっているんじゃないかなと思います」と医師の私の提案とは異なる意見を患者さん側から受けることもよくあります。

その場合はお互いの意見の相違について話し合って、最終的に互いが納得したうえで治療の選択をしていくのです。もちろんその過程で、患者さんの希望する選択が危険をともなったり、医療の観点から認められない場合には、医師としては理由を示したうえで明確に反対します。その意味では、完全に患者さんの希望をベースに治療の判断をするわけではありません。しかし、患者さんの身体に基づいた主観的な意見や希望というのは、治療の中でとても大事だと感じるのです。

しかし、日本人の患者さんがいらっしゃるときに同じような対話のやり取りを求めると、「診断と治療方針は医師が決めるものなのに、私の意見を求められても……」と驚かれる方が少なくありません。このあたりはおそらく、大きくは医師と患者の関係が日本とアメリカでは異なることに起因するのでしょうね。今まで日本で治療を受ける中では、おそらく患者さんサイドに判断の余地はあまりなく、医師が決める方針に従うことが多かったのではないかと。医療者から対話をしながら治療方針を決めましょうといった提案を受けたことがなかったんだろうなと思わされます。あるいは治療方針について患者さんから医師に意見を伝えることの敷居がまだ高いと感じられるところがあるのかもしれません。

他方、日本では患者さんが治療選択に限らず、子どもの教育について受験すべきか否か、結婚生活を続けるべきか否かといったことなども、医者に「答え」を求めに来るようなこともあると友人の医師から聞きますし、あるいは逆に患者さんに答えを与えているつもりでいるような医師もときにはいるようですね。

もちろん、アメリカの医師ならば誰もが患者さんと協働的なコミュニケーション関係を築けているかというと、そうでもありません。広太郎くんの精神科医のように、親である浜田さんがせっかく治療のサジェスチョンを伝えても「治療についての判断は医師がするものだ」と言って突き放してしまう医師もいたわけです。日米の文化差ですべてが説明できるわけではなく、どれだけ患者さんの声に耳を傾けるかといった個々の医師のあり方も大きくはあるのでしょう。

浜田　自分自身のことを考えても、医師と患者の関係性が日本とアメリカではずいぶん違うというのは思うことです。でも、人生についての判断をアメリカの患者は医師に求めないでしょうね。

内田　もちろん医師として人生に関わることに対する医学的な見解や、多数の患者さんと対話をしてきた中で学んだ知識を共有することは意味あることなので、相談を受けることは大歓迎です。しかし、医師がなんでも「答え」を持っているわけではないのですよね。「迷う余地のない答えがあったらいいのに」と私自身も医師として思うことはありながらも、現実には、患者さんのお話を聞きながら、ともに試行錯誤の過程を経て考えていくしかないのです。

浜田　正しい答えが常にあるわけではないのは、おそらく精神医学だけではないですよね。

内田　そうですね。絶対これだと言い切るのが難しい場面は、他の科の医学的診断においても少なくありません。例えば、「お腹が痛いです」という患者さんの主訴を聞いて、「それは盲腸です」と言い切れる場合もありながら、そうはっきりとした診断がつかない場合が圧倒的に多いわけです。

その場合、「ではこういった処置をしてみましょうか」「こういった薬を出してみましょうか」と科学的エビデンスと経験値に基づいた判断をいったんして、薬を飲んでもらったり、処置をしてみて、そこからその反応を見ながら試行錯誤を繰り返すしかない場面のほうがずっと多いんですね。最後まで何が原因だったかわからないまま、試行錯誤の治療を重ねていたら、よくなっていたというケースも稀ではありません。

最近、医学界では「共同意思決定（shared decision making）」という言葉がキーワードになってきているんですけれども、まさに医師が一方的に診断するのではなく、医師と患者で共に判断することのほうが多いんですね。

また、こう言うと、医学、あるいは精神医学には全くエビデンスや科学的根拠がないのではないかと思われてしまうかもしれないので、そうではないということも明確にさせてください。絶対的な答えはなくとも、多くの症例ではこういった傾向がある、こういった治療が効く可能性が高い、こういうケースには特にこういった治療の効果が見られる、この症状はこういった生物学的な原因がある、といった科学的根拠は精神科においてもたくさんあるのです。

そういった知識をもとに医師が治療を提唱していますので、是非その声にもしっかりと耳を傾けてくだされればと思います。また、やはり知識と経験のある医師や最新のエビデンスを論文などでキャッチしている医師にかかると、治療がうまくいく確率があがるのも事実です。

浜田　まあ、そういう意味ではますます経済政策に似てきますけどね。「こういう政策を打てばおそらくこうなるだろう」「ああいう政策を打てばああなるだろう」と。それを何回もやっているうちに、これは間違いだとか、これで大丈夫だとかわかってくる。

内田　そうなんですよね。私も経験と知識とエビデンスの合わせ技で総合的に診断しています。それはどんな患者さんとも築ける関係ではないかもしれないですが、互いに話し合いながら手をともに取り合って治療に向き合える患者さんは、良好な経過をたどることが多いようにも感じています。

浜田　僕の治療で非常に影響があったリチウムに関しても、「あなたはどちらを選びますか」とまで言われたかどうか覚えていないけれど、クレイグ先生からも「絶対こうします」とは断言はされなくて、「リチウムを試してみますか？」「まずは様子を見てください」というような感じで言われました。

アメリカの文化に根付く「オーナーシップ」とは

浜田　日本人とアメリカ人の患者さんたちの医師に向き合う姿勢の違いも面白いですね。それは私も入院生活のなかで強く感じたことでした。薬の処方ひとつとってみても、自分自身の症状の伝え方ひとつとってもアメリカでは能動性が求められる。舞さんはそれを「オーナーシップ」という言葉で表現されていましたね。

内田　そう、「オーナーシップ（ownership）」とは、直訳すると「所有する」という意味ですが、自分に関わる選択、行動、そして結果を「自分のもの」として「所有する」ことを意味します。私も研修医時代に、アメリカ人の研修医たちの自分で自分に必要な知識や情報を指導医から引き出すための的確な質問力に心底驚かされましたし、患者さんたちの医者任せにせずに自分の治療に積極的な姿勢に助けられています。このあたりは日米の文化と教育の在り方の違いに起因するのかもしれないですね。

　こういったアメリカの特徴は、医療に限ったことではなく、もっと広く見られるものです。自分のためを考えて、自分から声に出して変化を働きかけてもいいという考え方がアメリカの文化のコアにあるのだろうと感じます。

　このように望む変化の実現に向けて意見を主張したり行動をおこし、問題点や変化の必要性についての啓発を行い、社会や相手に働きかけることを「アドボカシー（advocacy）」と言います。日本語では主張、提唱、唱道、鼓吹、弁護などと訳されながら、なかなかピッタリとはまる日本語訳がないことを考えると、日本にはない新しいコンセプトなのかもしれません。

　Black Lives Matter や #MeToo ムーブメントなどの社会的に何かを求めるための運動もアドボカシーの一つのあり方ですし、もう少し小さいスケールでは自分の職場での待遇の改善を主張したり、対人関係で自分が望む変化をお願いするといった形のアドボカシーもあります。医療においても、自分の望む症状の改善がみられるように、自分が受ける治療に関して意見するというのもアドボカシーですね。こういう働きかけを、喧嘩せずにできるアメリカ人はすごいなとよく感心させられます。

浜田　それはあるでしょうね。私は、家庭でも学校でも、いい教育を受けて、いい成績を評価されて日本、米国から奨学金などをもらって育っていますので、学歴社会を批判するには最もふさわしくない人間です。しかし、私は日本の学歴社会の将来を心配しています。

人はそれぞれに個性があり、違った能力があり、他人にまねできない興味、生きがいがある。それぞれ自分の世界を築いていくのがよいのに、大学入試でうまくいかなかったなどの失敗を大人になってからも引きずっている例をよく見ます。通信教育で育ったとか、有名大学を出なかった人が学者として立派に成功したら、それは普通の人より大きな成果で、大きな人生の勲章なのです。個人が自分に自信を持って自分のいいところを伸ばすと同時に、自分を相手に同質化せず、また相手を自分のように同質化しようとしないでお互いに相手のいいところを伸ばしあうような世界になってほしいのです。

内田　日本の受験制度に関しては、テストの点数という画一的な判断基準によって能力が測られ、1年に1回の受験で失敗すると次がないような挫折が刻印されてしまう。また卒業してからでさえ、○○大学出身ということを取り上げられることも多いと聞くので、思春期の段階での一つの指標ではかられた能力がその後の人生にも影響するのだとしたら、それは社会として失っているものも多いのではないかと感じます。まずはそこから変わってくれたらいいなと思いますし、もっと足場が複数あることに気づいてほしいですね。

先日、まだ小学校低学年の長男と話していたら、「人間はいろんな能力があって、異なるタイミングで異なる才能を発揮するものだから、今何ができる、あるいはできないということで誰かを馬鹿にしたり、自分がダメだと思う必要はない」ということを言っていたんです。おそらく学校で学んだ考え方だと思うのですが、まさにその通りだと思うのです。人間の多面性を個人としても発揮できて、社会としても受け止められるような環境が生まれてくれたらメンタルヘルスのためにもいいはずだと思います。

浜田　アメリカの褒める文化、オープンに上下関係など関係なく意見を言い合い尊重し合えるところは日本の人にも真似てもらいたい。まずは、正直にそれぞれの意見を主張し合うことが大前提と思います。そのうえで、日本のように人の気持ちも気遣って大事にするところがあってもよいと同時に思うあたりは、私が中途半端なわけですね。

内田　いえいえ、むしろ日本に対してもアメリカに対しても良い悪いといった白黒はっきりした評価をする必要はないと思います。周りの人を気遣う日本の文化は世界に誇れるものだと思います。例えば、お店で後ろに待っている人がいるからなるべく早く用を済ませようとしたり、邪魔にならないように整列して並んだり、という日本では無意識に行われている日常的な気遣いは、一歩日本の国外に出てみると、とても特別なことだとわかります。

今のアメリカの分断を見てもわかる通り、単に意見を言ったり、あたり構わず主張をしても、国として国民の安全も健康も保てないのは見ての通りです。だから、どっちがいい、どっちが悪いということではないですね。私自身、研修医時代のピンチを救ってくれたのは日本的なコツコツとした努力だったわけですし。

それでも、私は日本という国ではもっと多様な価値観や評価軸を認めてほしいと思いますし、意見を言えるだけでなく、異なる意見を受け入れられる土壌が築かれてほしいと感じます。また、私の渡米のきっかけになったジェンダーの差別、さらにはＬＧＢＴＱ＋、在日外国籍の方々、障害者、また精神疾患を抱えた方々への無意識の偏見に関しては、もっともっと話し合っていかなければならないと思うのです。

回復のヒント

浜田　私の1985年頃の学問的失敗は、新しい分野ではあるが概念的には直観的にすぐにわかると思った自分の専門に比して、周りが計量経済学とか数理経済学等の難しいことをやっているので、それを自分も理解できなければいけないと人のセミナーを聞くことに集中してしまい、アメリカの水準に合わせなければなどと焦りを覚えて、自分の絵を描くことができなくなったことだったわけですね。

いま考えてみると、遺伝的な要因もあってうつになりやすい体質だったところ、環境が大きく変わって、親を失ってしまったことも大きかった。でもこういう個人的な体験を書いても、それを読んだ人が直ちに治るわけでもない。同じようなことで悩む人に私の体験がどういう形で伝わるのか、それが役立つような形で伝わっていくのかは未知数のところがあります。

実は今まで、「あれをしていたらうつは防げたのではないか」「あのときこうしていれば」と後悔することがたくさんあったのですが、舞さんとのこの対談を経て、その思いがなくなってきました。むしろ「あのときにこうしていたとしてもその結果はわからない」と思えるようになり、また「あのときに違う視点を持てなかった、違う行動ができなかった大きな理由は生理学的なうつの制約があったからで、自分はこれを責めなくてもよい」とはっきり断言できるようになりました。素晴らしい治療効果のあるお話をさせてくださり、ありがとうございます。

内田　こちらこそ嬉しいお言葉をどうもありがとうございます。

浜田　重要な点なので、付け加えさせていただくと、盲腸が痛ければ、だれでもそれを自分の責任と考えたりせずに医者に行くでしょう。精神病の時は、自分が意識を制御できると思っているので、これは自分のせいだと精神科に行くのをためらうのです。アメリカのデイビッド・チャンという有名な料理人が躁うつ体験をテレビ番組でそう言っていたのを耳にしてなるほどと思いました。

　私から言えることは、自分が何かおかしいと思ったら、いい医者も悪い医者もいるだろうが、ともかく精神科に行くということです。僕も命が助かったのは、入院させてくれた医者がいたからです。家内が医者と相談して入院を決め、自分に合う薬に出会って、自殺への恐れはなくなった。そのあと回復の過程においては、ソフトであまり僕の考えに介入しない形の、しかも学者の自意識過剰の性質もよくわかってくれる主治医のボルマー先生との出会いが大きかったと思います。

内田　私はこの浜田さんとの会話の中に、たくさんの回復へのヒントがあると思います。まず治療の助けを求めてもいいということ。そして助けを求めたらいい助けを得ることができたという、その浜田さんの体験を示してくださるだけで十分だと思います。精神科医やセラピストも、何人か経験した末にいい人に出会われたわけで、そのうちの1人と仮にうまくいかなかったとしても、そのあとに待ち続けることに希望をつなぐことができるとも言えると思います。長年の主治医であるボルマー先生はもちろんのこと、母国語で語れる私の母との出会いも良い方向につながったようで私も嬉しいです。

それから、いろいろと薬を試されて、途中では副作用に悩まされたりしながらも、諦めずに新しいものを試してみたところ、入院中に初めてリチウムを飲まれたとき、「背骨がピシッとした」とおっしゃったこと。どなたにも合う薬はあると思うので、治療者だけでなく治療自体にも諦めずに希望を持ってもらいたいですね。診断においても、大うつ病ではなく躁うつ病の可能性があるという視座の転換があったことも大きかったと思います。

また、精神科病棟の入院生活に関しても、おそらくどこか怖いイメージ、悲愴感が漂うような光景を想像される方もいらしたかもしれないですが、浜田さんのお話の中では面白い話題、その場でしか出会えない人たちそれぞれの生き様や交流も語られたので、その意味でも新鮮だったと思います。

そして、私たちはうつ病や躁うつ病というと、ついその原因を探し出そうとするものですが、要因は一つに絞れるものではないと繰り返しお話しできたのも重要だと思いました。確かに浜田さんにも環境要因はあったとは思います。お母さまが亡くなられたこと、研究において悩まれたこと、前の奥さまとの別れがあり、お子さんが日本に帰ってしまったこと。

さらには、その状況を引き起こした要因には環境要因だけでなく生物学的な、遺伝的な要因もあり、そのどちらか片方に絞れるものではないということを、実際の体験を通じて語ってくださったことで、救われる方もたくさんいらっしゃると思います。また、うつの原因が環境要因だけではなかったにせよ、物理的な環境や、仕事の方向性の変化によって自信を回復されていったストーリーも大変示唆に富んだものでした。

学術的な面で自信を失われたときに入院されたわけですが、調子を取り戻される過程ではアフリカに行かれて、まったく違う世界でまったく違う視点でものを見る経験をされたこと。経済理論という当初の研究対象から少し離れて、経済政策というそれまでとは別の領域に出会われる経験をされたこと。そのなかで新たな人との出会いもあり、過去にご自身が苦手に思われていた法律の知識にも救われながら、さらに誰かの役にたっているかもしれないと感じる仕事ができたこと。その過程でご自身のメンタルヘルスのためにもプラスになる価値観を築くことができたことは本当に素晴らしいと思います。

さらに最愛の息子さんを亡くされる苦しみを未だにお抱えになりながらも、数々の日常の幸せを感じて生き続けられていることは何よりもパワフルです。とにかく、私は浜田さんが語ってくださったお話の中に、たくさんの回復へのヒントが入っていると思います。

どう最善の道を選ぶのか

浜田　本書を書くことで私は昔のことを沢山思い出すことができました。お読みのように大変つらいこともありましたが、全体としてみると、私の人生は大変恵まれたものだったといえると思います。

西部さんの追悼文で書きましたように、自分でできるのは散歩すること、医者を信頼して薬を処方通りに飲むこと、それから、また自分がどこかで役に立てるだろうと未来を信じること。それらが僕を支えてくれたように思います。

また、そういうときに、アフリカを訪れる機会があったのは得難い体験でした。自宅や病院に見舞いに来てくれた友人や学者生活を続ける手助けをしてくれた多くの友人たちの存在にも助けられました。そして日本に帰って来てもあまり楽しくならず、当時交際していた女性からも「輝いていた浜田さんはどこにいってしまったの」などと言われて帰国する決心も付かなかったということがありましたが、反面、外国にいて時々帰ってくるという距離感に救われた側面もあったかもしれません。

東大で政策論に近い金融を教えていると、日本銀行や財務省の意見に同化されやすい危険がまったくないとは言えません。私の先生だった館龍一郎先生は偉くて、政策官庁と連携をとりながらも政策における自分の主張を曲げませんでした。私の場合はアメリカにずっといたことが、政策提言をするとき官庁や日銀の人に対しても本音でものを言うのに役に立ったかもしれません。

そういう意味で、「あのときにどうしたらよかった」と考えるのは生産的ではなくて、「現時点に立ってこれからの最善の道をどうして模索することができるのか」が肝要となります。それが過去の決定とどう関連し、あるいはどう矛盾しているかなどは考えないのです。

ヨハン・シュトラウスの喜歌劇『こうもり』には「自分が変えられないことについて悩まない人は幸せ」という歌がありますが、これはうつの時には救いのように聞こえました。

経済学、そしてプラグマティズムの考え方は、「変えられないものは変えられないので、いま最善を尽くすしかない」というものです。ケインズという、イギリスで経済学を変えた有名な経済学者に、「状況が変わっているのに同じことを言う人はバカだ」という言葉があるんですね。その発言の確証性はわからず、ケインズだったらおそらくこう言ったに違いないという、引用句としても少し弱い引用句ではあるらしいんですけれども。

医学と経済学は似ているということもお話ししましたが、病状が進んだときには、それより前のことよりもそれ以後のことを考えなければいけないのだと思います。

内田　「変えられないものは変えられないので、いま最善を尽くすしかない」というフレーズを聞いて、「ラジカル・アクセプタンス」という言葉が思い浮かびました。

「ラジカル・アクセプタンス」とは元々は仏教の思想が基になって生まれた心理学用語なのですが、起きたことを良い・悪いというジャッジメントなしに「起きたことは起きたこと」とその事実をアクセプト（受容）して前に進むことを意味します。ここで誤解のないように説明したいのが、「事実をアクセプトすること」はあきらめることでも、許容することでも、忘れることでも、その事実に付随する感情を抑制することでもないということ。

人間というのは、自分のコントロールが利かない状況に陥った場合、つい、その原因を延々と探し続けたり、誰か責める相手を探したりして、「そんなはずはない」と事実を否定してみることもあれば、「こうしていれば防げたはずだ」と過去を変えたいと望むこともあります。さらに、「もう仕方ないことなのに、後悔し続けている自分が恥ずかしい」とその出来事に対する自然な感情を「悪いもの」とジャッジしてしまうこともあります。

しかし、そんな後悔の念や悲しい気持ちも含めて、良い悪いという評価をせずに「現状が現状である」という事実を受け入れると、途端に背負っていた重い肩の荷が下りることもある。そして、これから自分が何をしなければならないかの次のステップが明らかになることもありますね。いろんなことが起きるのが人生ですが、一つ一つの出来事と、それにまつわる感情を受け入れて、向き合ってみること。それがメンタルヘルスにおいて一番大切なことなのかもしれません。

また、浜田さんがおっしゃった「いま我々はどこでどう最善の道を選ぶのか」というのは人生の大テーマですよね。「最善の道」というのは後からしかわからない。それどころか、後からもそのときの決断が最善だったのかわからないことも多いのですよね。だから、結局はその場その場での自分の内なる声に従って人生の決断をしていくしかない。

人生という旅路

内田　私は、日本のジェンダー不平等に絶望して、医師として前例のない渡米の仕方に挑戦すると決意したときに、実は多くの医師や同級生から反対されたのです。おそらく無理だろうという優しい親切心から、または嫉妬心のようなものもあったかもしれません。あるいは単に通常の道から外れていて想像を超えていたということかもしれないのですが、反対の声の方がずっと多かった。そう言われてみて私の頭によぎったのが「どこに行きつくかわからない旅路だけど、出発地点は間違いなく今ここだ」というイメージでした。「挑戦という大冒険、どこに行きつくかはわからないけれど、今ここから私が一歩踏み出すことで、その旅路が始まるのだ」という思いに、勇気を得た気がしました。

　浜田さんのストーリーを振り返ってみると、まさに「旅路」あるいは「大冒険」という言葉がピッタリだと思うんです。経済学を始めたとき、東大からイェールに渡米したとき、精神科に入院する決意をされたとき、安倍内閣官房参与になられて経済政策に関わり始められたとき、それぞれのタイミングではそれがどのような旅路になるか、その行先がどんなものかは想像できなかったのだと思います。しかし、たどり着く「行先」がわからなくとも、一つ一つの挑戦が振り返ってみると大冒険のスタート地点だった。

浜田　経済学に限らず、アメリカの社会科学の特徴は、多くを知ろうとすることよりも、これから人類の生き方をどう豊かにするかを求めようとすることです。このプラグマティズムの精神を、日本も受け継いだらよいと考えます。

われわれは、いろんな条件の下ではありますが、それぞれかけがえのない人生を授かっています。その一回きりのチャンスをどう生かしてより楽しい、豊かな、いきがいのある、そしてできれば人のためにもなるものにしていくのかが一人一人に与えられた課題です。そのためには人生に意味のある冒険が必要で、われわれ二人も冒険に挑戦してきたわけです。読者も、自分の個性の開発に向けてより発言し、挑戦し、そのために必要な場合にはさらに冒険してほしいと思います。

確かに、生まれ育った環境についていえば、われわれ二人は桁違いに恵まれていると読者は思われるでしょう。それでもいろいろ難関があったところを知ってもらうのは意味があるとわれわれは考えました。日本人がみな自分の意見を言い出したりすると、訴訟社会のようになるおそれがあるという読者もいるかもしれません。しかし、『ソーシャルジャスティス』での内田さんの主張のように、他人の気持ちばかりを気にして、社会多数の成員の生活改善にもつながり得る意見が表明しにくい社会は停滞してしまいます。

内田　浜田さんのお話をお聞きして、これは闘病記といえば闘病記なのかもしれませんが、病と闘ったという印象ではなく、病が大きな一部であった色とりどりの人生を浜田さんが「生きている」物語だったと感じるのです。文法的にはちょっとおかしいかもしれませんが、「うつを生きる」という言葉がちょうどいい気がします。

この本を読んで下さった方に最後に私から、「必ず人生の旅路には先がある」という思いを贈らせてください。皆さんそれぞれの人生、あるいは回復といった挑戦の一歩目を踏み出す支えになるものがこの本の中に一つでもあればと願っています。

辛い思いや感情の不調を抱えるのはとても孤独に感じられるものだけれど、暗い霧に包まれたような苦しみに悩まされているのはあなた一人ではないのです。その悩みを誰かと共有することによって、サポートに出会えることもあれば、治療に繋がることもある。まずは一歩。その一歩が積み重なり、後で振り返れば一本の旅路になる。急がず、慌てずに……。そして、今はこの瞬間の先が想像できなくとも、小さな希望すら見えなくとも、人生には必ず先があるのです。どうか皆さん、ご自分を大切にしてくださいね。

「挑戦という大冒険、どこに行きつくかはわからないけれど、今ここから私が一歩踏み出すことで、その旅路が始まるのだ」。皆さんの大冒険を私も遠くから応援しています。

あとがき　出会いから数十年の時を経て

内田千代子
内田メンタルクリニック関内馬車道

浜田先生は事あるごとに、私のことを「自分のうつ病を治した人」として紹介してくださり、親戚や友人のことなどを心配されて、私につないでくださる。精神疾患に苦しむ人たちに手を差し伸べたい、ご自分の苦しみを克服した経験を少しでも役立てたいとの思いを長い間温めてこられた。今回、内田舞との対談という形で実現し、本当にうれしく思う。

浜田先生と私は公的に認められるような医者と患者の関係とは異なる。主治医が患者を自宅に招いたり、招かれたりなどというのは、医者患者関係の原則に反する。米国居住の日本人社会で出会ったという特殊性、また浜田先生には責任を持って治療してくださる米国人主治医がいたことで、私はあくまでもサブの主治医として関わることができたという事情もあった。一緒に近所の１００円プールで泳いだこともあるが、「子供の頃、にぶちゃんと呼ばれた」などとは信じられない力強い泳ぎぶりだった。水泳の後には、家でショパンのピアノ曲を弾いてくださった。

37年前の夏の日、浜田先生とイェール大学構内で待ち合わせた時の伏し目がちで、なんとなく頼りなげな立ち姿を鮮明に覚えている。先生は入院治療を受けられた後で、うつ状態からの回復途上にあった。先生のお話を聞いて感じ入ったのが、あくなき探究心と挑戦の心だ。私の言った「チャレンジする姿勢は素晴らしい」という言葉を先生はご自宅で繰り返し口ずさんでいたそうだ。十分業績も認められて安定した地位にありながら、簡単に自信を失い、こんなことでも人から言われるまで気づかないような狭い考えに陥ることは、うつ状態では往々にしてある。私自身は、アメリカの臨床現場で勉強する中で、ミーティングで惨めな思いを味わっていた。完璧にできない不全感、自信を失いかける気持ちに少しは寄り添うことはできたと思う。

浜田先生は親からもよく褒められて自己肯定感を育まれたとのことだが、「出る杭は打たれる」日本社会で要職にあった方なので、謙遜文化の影響も受けている。自己宣伝が重要なアメリカでの勝負には相当のエネルギーを要した（ストレスとなった）のではないかと察する。

日米の医療、医者と患者の関係、夫婦の在り方などでも違いはある。当時、現地の新聞取材を受け「東京から来た精神科医の発見」という記事が掲載された。アメリカの男は家事をするから好きだ、で始まる記事をとても面白がってくださった。医者患者関係を、契約関係と疑似親子関係と対比させたが、もし先生が日本の病院に入院されたらどう感じられただろうか。

さて、ある講演会で、主治医の立場から意見を述べよ、と仰せつかったことがある。学問とは、自分につきつけられた課題に取り組み挑むこと、と先生がおっしゃったが、先生の人生がまさにそれに重なる。「大きな課題を乗り越えて強くなるの繰り返しが今の浜田宏一という人間を作っている」と述べた。困難な道にチャレンジを続けているのは、内田舞にもあてはまる。地位や名誉は探究と挑戦のために利用し、成果を世の中のために還元するノブレス・オブリージュを少しでも具現化できるように頑張ってほしいと願う。

浜田先生は、私が大学環境の問題で悩んでいた時に、「内田先生は、僕や○○さんを治してくれたし、医者として患者の治療をしてくれるのが一番じゃないですか?」と、おっしゃった。経済理論研究から経済政策に重点を移された先生の生き方からでた助言だった。その助言にしたがって、自分のクリニックを開いたのがやっと昨年のことだ。自分のオフィスで、患者さんの回復を助ける使命感に浸る日々である。

この本は、私が関わる患者さんをはじめとして精神疾患に苦しむ人々に勇気を与えると思う。

おわりに　私の躁うつ病体験記

浜田宏一

おそらく、精神障害の兆候を自分が持っていたにもかかわらず、50歳になるまで自分は精神病や精神病院とは無縁のものと思っていた。経済学者として所属を東京大学からイェール大学に変えた直後、うつ病、より正確には躁うつ病がわたくしを襲った。ひどい時には自殺への衝動が止まらなくなり、１９８６年春に自ら志願して大学の付属病院であるイェール・ニューヘイブン病院の精神病棟に約5、6週間入院した。

生まれて初めての精神病患者としての生活は、病気との付き合い方だけでなく、自分にとって新しい体験だった。退院して一応一人前の生活ができるようになっても、研究能力が元に戻り、大学院生の研究指導ができるまでには長い時間がかかった。研究対象の質も変わった。経済現象の法則性を純粋に見る理論研究の見方から、経済政策でもし舵とりできるとすればどういう政策が国民生活に役立つかに興味が移り、さらに内閣府や官房参与として日本の実際の経済政策に関与するようになった。

隔離病棟での体験は厳しい、しかし同時に興味ある体験であった。ところで、親戚、知人、昔の教え子などから、うつや躁うつに類すると思われる悩みを聞くことが多い。そこでどこかで私の躁うつ病の体験を一般の人にもわかる形で記録しておきたいと思うようになった。

精神科の治療では、医者が患者の血液の状態など生理的データを調べるほかは、障害の本体である患者の知覚内容として治療者が持つ情報は、患者からの口頭での受けこたえに限られる。患者の体験そのものに治療のデータの重要な情報がほとんど含まれているのである。近年盛んになってきた精神障害当事者研究とか当事者参加という動き、つまり患者が自分のデータ、感覚を重視し、そして医学判断へのオーナーシップを持ちたいとする考え方の基盤には、以上のような診療体験の性質があると理解できる。しかし、うつの闘病記を書きたいと申し出ても、編集者からは、「素人の体験では医学的根拠に乏しいので出版は難しい」という答えしか返ってこなかった。

それなのに、この書物が実現したのは、いくつかの幸運の下にあったからである。

第一の幸運は、30年以上お世話になっている主治医のマイケル・ボルマー先生（日本では内田千代子先生）に私の精神的症状をほぼ完全に治癒していただいたことに始まる。しかも、内田千代子先生は日本での主治医であるだけでなく、生活の相談相手でもあった。

私がいつかメモアールを書きたいと述べていたのが、千代子さんから娘さんのハーバード大の精神科医であり社会評論でも活躍する内田舞医学博士につながり、優れた出版の実績のある編集者の鳥嶋七実さんが企画をとりあげてくださったのである。

第二の幸運は、私にとってかけがえのない体験であった隔離病棟入院の印象と、うつ病で自ら命を絶った息子広太郎に関する記憶を、私の口述をもとに妻キャロリンが的確に書き留めていてくれたことである。メモアールを残そうとはしていても、実際に書き留めてなかったら、記憶は劣化して忘れ去られてしまう恐れがあった。

もっともこれは妻の私に対するさまざまな貢献のごく一部でしかない。うつ病の治りかけで不安定であった私と結婚し、ことばの境遇の差を乗り越えてうつ病の克服を助け、休暇にはロードアイランドの海岸で私の神経を休めさせ、本書では触れなかったがその後起こった脳出血を完全に治してくれたのはキャロリンである。新型コロナ禍のもとのアメリカ滞在で運動、休息、節酒を薦め、心身の健康状態を年齢の割に最高水準に保っていられるのもキャロリンのおかげである。愛をこめて本書を妻キャロリンに捧げたい。

第三の幸運は、私が米国でうつで静養していた時、わざわざ日本から駆けつけてくれた蠟山昌一教授（大阪大学）と奥野（藤原）正寛教授（東京大学）がわたくしの精神状態を慰めてくれるとともに、当時広まりつつあったワープロ技術の初歩を手ほどきしてくれたことである。新型コロナ禍で対話者、編集者が一度も一堂に会さないでこの本ができたのもその時ネット技術を手ほどきしてくださったお二人のおかげである。

本書の出版は、このような幸運すべてに依存しているのである。

なお、うつの回復の期間内そしてその後に、農業経済学の第一人者である政策研究大学院大学の速水佑次郎教授、大塚啓二郎教授、神戸大学の上東貴志教授、中央大学の横山彰教授、一橋大学の青木玲子教授（肩書きはいずれも当時）等から日本での教育、研究の機会をいただいたことは大きな力になった。

これら皆様方に、そして本書の中に記した数々のお世話になった方々に、心から感謝申し上げたい。

他に最も感謝しなければならないのは、イェール・ニューヘイブンの看護師（当時多数は女性の看護婦さん）たちである。精神科医の方々は忙しく多数の患者を受け持っている。躁うつ患者がパニックに陥ったときトランキライザーを処方し、支離滅裂で泣きまくる状態の私に話を合わせていただいた看護師さんたちに心から感謝をささげたい。

同僚のウィレム・バウター、フランシス・ローゼンブルース、T・N・スリニヴァサン、ポール・シュルツ、ウィリアム・ブレーナド、ロバート・シラーの諸教授に多大のご迷惑をかけたにもかかわらず親切にしていただいた。グスタフ・ラニス教授夫妻には、うつからの回復中にもテニスをしていただいたり食事に呼んでいただいたり本当にお世話になった。ジェームズ・トービン、宇沢弘文教授の師恩は本文に記したとおりである。友人の青木昌彦、伊藤隆敏、岩田一政諸教授にも御礼申し上げたい。

大学のサポートスタッフにもお世話になった。うつ時代のイェール経済成長センターの事務長ドロシー・ニシュケ氏の温かい心づかいも忘れられない。事務アシスタント（そのころ秘書）の皆様にも大変お世話になったが、特にデビー・ルエブさん、それに今日でも仕事を助けてくれるルイーズ・ダニシェフスキーさんに感謝でいっぱいである。日本では喜友名純子さん、本書の校正と内容にコメントしてくれた野口周子さんに御礼申し上げる。

本書で議論したゲーム理論で考えると、学者の世界も競争と協調の組み合わさった世界である。いま人々からこんなにも回復への力をつけてもらっていることからも、競争だけでなく他人に共感するメカニズムにも関心が戻ってきているようにみえるのは心強い。

内田舞（うちだ　まい）小児精神科医、ハーバード大学医学部准教授、マサチューセッツ総合病院小児うつ病センター長、3児の母。2007年北海道大学医学部卒、2011年イェール大学精神科研修修了、2013年ハーバード大学・マサチューセッツ総合病院小児精神科研修修了。著書に『ソーシャルジャスティス　小児精神科医、社会を診る』（文春新書）、『REAPPRAISAL 最先端脳科学が導く不安や恐怖を和らげる方法』（実業之日本社）、『まいにちメンタル危機の処方箋』（大和書房）。

浜田宏一（はまだ　こういち）1936年生まれ。元内閣官房参与、イェール大学タンテックス名誉教授、東京大学名誉教授。専攻は国際金融論、ゲーム理論。アベノミクスのブレーンとして知られる。主な著作に『経済成長と国際資本移動』（日経・経済図書文化賞）『金融政策と銀行行動』（岩田一政との共著、エコノミスト賞、ともに東洋経済新報社）、『エール大学の書斎から』（NTT出版）、『アメリカは日本経済の復活を知っている』（講談社）ほか。

文春新書

1463

うつを生《い》きる
精神科医《せいしんかい》と患者《かんじゃ》の対話《たいわ》

2024年7月20日　第1刷発行

著　者　内田　舞
　　　　浜田宏一
発行者　大松芳男
発行所　株式会社　文藝春秋

〒102-8008　東京都千代田区紀尾井町3-23
電話（03）3265-1211（代表）

印刷所　理想社
付物印刷　大日本印刷
製本所　加藤製本

定価はカバーに表示してあります。
万一、落丁・乱丁の場合は小社製作部宛お送り下さい。
送料小社負担でお取替え致します。

ISBN978-4-16-661463-9